学会発表，プレゼンに自信がもてる

スライド作成テクニック100

石木 寛人 国立がん研究センター中央病院 緩和医療科

南山堂

序

——————∨——————

　医療者は日常的にプレゼンテーションを行う機会がとても多い職種です。プレゼンテーションというと学会発表のような場面を想像します。しかしながらカンファレンスでのケースプレゼンテーション、院内での勉強会や研修会、患者さんやご家族への説明など、誰かに何かを伝える場面は非常に多く、広い意味ではこれら全てがプレゼンテーションに含まれます。一方、医学教育の中でプレゼンテーションを上手に行う方法の指導を受けることはほとんどありません。

　優れたプレゼンテーションを行うために必要な要素は、

　1）　ビジュアル
　2）　ストーリー

の2つです。ストーリーは物語を語ることではなく、科学性、論理性、必要な情報を過不足なく盛り込むことも含まれます。話術や人前であがらない方法も含まれるでしょう。ストーリーの語り方は奥が深いものですが、本書では **1）ビジュアル**に絞って解説をします。

　ビジュアルに関して、私たちはプレゼンテーションの際にスライドを使用することがほとんどなので本書では便宜的にスライドを想定しますが、場合によっては動画を用いたり、話者そのものがビジュアルになることもあります。

　多くの場合、プレゼンテーションを行う際にはスライドを使用します。スライドは読み原稿ではなく、伝えたいことを理解してもらうのをサポートするツールです。これは話者本位で作るものではなく、聴衆からの視点を意識して作る必要があります。そして、スライドは汚いよりは美しい方がよいに決まっています。

美しいスライドを作るのに必要なことは「センス」であると当然のように言われますが、これは間違いです。スライドを作るのに必要なのはセンスではなく、理論を知り、経験を積んで、自分の「型」に落とし込むことです。本書では私がスライドを作成するにあたり気を付けていることを 100 個の項目に分けて紹介します。誰でも知っているような当たり前のことから細かいことまで様々なことが書かれていますので、これは真似してみたい、と思う項目を意識してスライドを作ってみてください。技が 1 つずつ増えていけば、スライドの見た目が次第に洗練されていくはずです。

　美しいスライドを作る際にまず心掛けるべきことで、最も大切なキーワードは「**そろえる**」ことです。スライドの構成要素の基本である「**構図**」、「**色**」、「**フォント**」をそろえるように気を付けてみてください。いずれもデザインするうえで基本的な原則があります。これらを知り、実際にスライドを作成する際に意識すること。そしてあまりフォーマルさが求められない場面（仲間との勉強会や抄読会など）で原則を少し逸脱するような遊びを取り入れてみてください。このような経験の蓄積により、次第に自分のスライドの「型」が確立し、他人から見て「見やすい」、「わかりやすい」スライドができるようになっていきます。

　「構図」、「色」、「フォント」の基本を理解したら、次のステップは実践編です。テキストの使い方、図表や画像の見せ方など「**コンテンツの原則**」を理解し、学会発表のプレゼンテーションの形式として一般的なスライド、ポスター、e ポスターの特徴を知って、それぞれに合わせた「**ワークフロー**」を身に付けましょう。本書を読んで理解を深め、もっとよく知りたい、うまくなりたい、スライドを美しくしたいと思っていただければ嬉しいです。

　2021 年 3 月

石木寛人

目次

chapter 01 PowerPoint を使う準備 ……………………………………… 002

00. 環境の整備 ………………………………………………………………… 002
01. Windows 共通かつ PowerPoint 使用時によく用いるショートカット ……… 003
02. よく用いるショートカット ………………………………………………… 003
03. オブジェクトの位置の微調整 ……………………………………………… 004
04. ショートカットがわからなくなったとき …………………………………… 004
05. よく用いるマウスとの組み合わせ操作 …………………………………… 005
06. ツールバーのカスタマイズ ………………………………………………… 005
07. ツールバーに乗せるべき移動コマンド …………………………………… 006
08. 文字のサイズを自在に変更しよう！ ……………………………………… 007

chapter 02 スライド作成の基礎知識① 構図を学ぼう ……………… 008

09. 白紙のスライドにガイドラインを引く …………………………………… 008
10. まず覚えるガイドラインは 2 等分 + 3 等分のレイアウト ………………… 009
11. 任意の分割ガイドラインを引く方法 ……………………………………… 010
12. 慣れてきたら画面を様々な比率で分割してみよう ……………………… 012
13. スライドに余白部分を設ける ……………………………………………… 013
14. 画面サイズ 4:3 と 16:9 …………………………………………………… 013

chapter 03 スライド作成の基礎知識② カラーパレット …………… 014

15. 便利なツール「スポイト」 ………………………………………………… 014
16. カラーパレットを作成する ………………………………………………… 015
17. 施設のロゴマークを使ってカラーパレットを作ってみよう ……………… 015
18. カラーパレットの作り方とルール「同一調和」、「類似調和」、「対比調和」 … 016
19. 色の面積比のルールは 70:25:5 …………………………………………… 018
20. 黒の使い方 …………………………………………………………………… 018
21. 色覚バリアフリーに配慮する ……………………………………………… 019

chapter 04 スライド作成の基礎知識③ フォント …………………… 022

22. 知るべきフォントはセリフ / サンセリフ × 和文 / 欧文 の 4 種類 ………… 022
23. セリフ、サンセリフ以外の書体：スクリプト書体、未分類書体 ………… 023
24. フォントについている様々な記号 ………………………………………… 024
25. 和文サンセリフ書体：ゴシック体 ………………………………………… 024

26. PowerPoint 上でのフォント設定 ··· 025

27. フォントファミリー：太字やイタリックは文字の太さや幅が調節された専用書体の
　　方が美しい ·· 026

28. 標準的な欧文セリフ書体 ·· 027

29. 標準的な欧文サンセリフ書体 ·· 027

30. 欧文書体は標準的なものを知ったうえで自分が普段用いる 1 種類を把握しておけば
　　よい ·· 028

31. 自分のテンションを上げるフォント：Quadraat ··································· 028

32. フォントサイズ 18pt, 40pt, 60pt, 100pt ·· 029

33. フォントや配置が崩れないように保存する①：PDF 形式で保存する ················· 030

34. フォントや配置が崩れないように保存する②：フォントを埋め込む ················· 031

35. フォントや配置が崩れないように保存する③：PowerPoint スライドショーで保存
　　する ·· 031

chapter 05　スライド作成の準備④ スライドマスター　032

36. スライドマスターを作成する ·· 032

37. スライドマスター上にガイドラインを設定する ···································· 033

38. スライドマスターをひな形として保存する ·· 034

chapter 06　コンテンツの基本原則　036

39. 視線の誘導の原則：右か下方向への一方通行 ·· 036

40. シグナルノイズ比（Signal Noise Rate: SNR）を高める ························· 037

41. 箇条書きは 3 つまで ·· 039

42. スライド枚数制限がない場合は 1 スライド 1 メッセージ ······················· 040

43. 最初は 1.5～2 倍の分量のスライドを作成する ································· 040

44. 文章ではなくセンテンス、センテンスではなくキーワードを用いる ················· 041

45. やむを得ず改行する場合、単語の途中での改行を避ける ·························· 041

46. ジャンプ率を意識して変化させる ·· 042

47. 「近接」、「類似」、「閉合」、「囲み」でグループ分けする ························ 043

48. スライドと別に配布資料を作成する ·· 043

chapter 07　画像、アニメーション ··· 044

49. 画像の使い方①：裁ち落としで使用する ································· 044

50. 画像の使い方②：写真調にして使用する ································· 045

51. 画像の使い方③：縦横比を固定する ····································· 045

52. 画像の使い方④：画像を説明するメッセージの上手な挿入の仕方 ······· 046

53. 画像の使い方⑤：論文をかっこよく引用する方法 ······················· 047

54. 画像の使い方⑥：ネットの画像を使用する場合は著作権に注意する ····· 048

55. 画像の使い方⑦：人物の画像を入れると印象的になる ··················· 049

56. 画像の使い方⑧：「背景の削除」で対象を切り抜く ······················ 049

57. アニメーションの使い方①：動くアニメーション、画面切り替え効果は原則使わない
·· 050

58. アニメーションの使い方②：個数が予測できるように箇条書きを作る ····· 051

59. アニメーションの使い方③：詳細設定でパラメータを変更する ··········· 052

chapter 08　表の作り方 ··· 054

60. スライド上に直接打ち込む ··· 054

61. グループ化、横整列、グループ化、縦整列 ····························· 055

62. 口演とポスターでは表の作り方が異なる ······························· 055

63. 間隔をあけてグループを見せる ··· 056

64. 背景色で塗り分ける ··· 058

65. ジャンプ率を高めてシグナルを高める ··································· 059

66. オーディエンスが他を見ないようにデータを塗り分ける ··············· 059

67. 数値は右揃え、小数点揃え ··· 060

68. 注意すべき単位「m^2」··· 061

chapter 09　グラフの作り方 ·· 062

69. 円グラフと棒グラフの性質を理解する ··································· 062

70. 項目の説明を視線の流れに合わせる ····································· 063

71. 立体化しない ··· 064

72. まず全てをグレーで塗りつぶしてから始めるとうまくいく ············· 065

73. 色は2色までにすると伝わりやすい ····································· 066

74. Likert scale をグラデーションで塗り分ける ························· 066

75. ポジティブな内容を明・暖色、ネガティブな内容を暗・寒色のグラデーションで塗る
·· 067

76. 伝えたい内容に沿って強調色を使用する ································· 068

77. 伝えたい内容に沿って順番を並べ替える 068
78. グラフのノイズを減らす①：枠線を消去する 069
79. グラフのノイズを減らす②：凡例を消す 069
80. グラフのノイズを減らす③：グラフ上に数値を配置する 070
81. 折れ線グラフの線を太くする 070

chapter 10 ポスターの作り方 072

82. ポスター会場をシミュレーションする①：ポスター 072
83. ポスター会場をシミュレーションする②：e ポスター 073
84. ポスターでまず目にするところはどこか？ 074
85. まず紙より始めよ 075
86. 縦長ポスターの場合 076
87. 横長ポスターの場合 077
88. Discussion/Conclusion は「考察」→「結論」より「結論」、「考察 3 点箇条書き」
　　くらいに書いてしまった方がわかりやすい 078
89. 「近接」、「類似」、「閉合」、「囲み」を罫線の代わりに用いる 078
90. 完成したら A3 にカラーで印刷し、壁に貼って 3 歩離れて眺めてみる 079
91. 他人に完成品の出来栄えを評価してもらう 080
92. 印刷の方法と制限、素材 080
93. 別刷りを A4 カラーコピーで 30 部程度用意する 081

chapter 11 その他 082

94. 毎回同じカラーパレット、同じスライドマスターを使用する 082
95. いろんな人のスライドを見て学ぼう 082
96. サイトをフォローして素材を集める 083
97. 「自分が話したいこと」ではなく「オーディエンスが聞きたいこと」を基準に内容
　　を吟味する 084
98. 予演を必ず行う 085
99. 発表が済んだら「業績集」を作成する 085
100. Web 会議時代のスライドの作り方 086

もっと勉強するための参考文献 089

Column

・世界の国旗 ……………………………………………………………………… 011

・失敗談：2,000 人の前で恥をかいた話 ……………………………………… 021

・ポールポジションを狙え ………………………………………………………… 034

・人前であがらずに話すには①：ターゲットを探す ………………………… 053

・人前であがらずに話すには②：練習練習また練習 ………………………… 071

学会発表, プレゼンに自信がもてる

スライド作成テクニック100

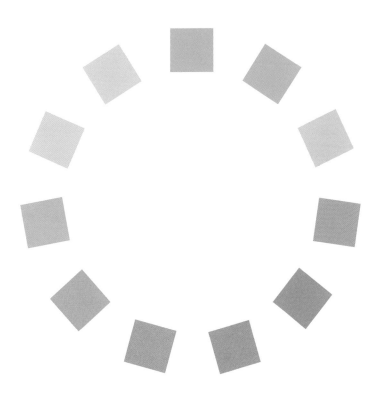

本書ではスライド作成のアプリケーションとして PowerPoint を想定しています。
PowerPoint を使用している方はこの章を読むことで操作がスムーズにできます。この章
に続く本書記載の理論は PowerPoint を使用しなくても応用可能ですので、PowerPoint
を使用していない方はこの章を飛ばしても構いません。

No.

00 | 環境の整備

　できる限り快適に PowerPoint を使用
できる環境を整えましょう。

　スライド作成の際はドット単位の非常に
細かい操作を伴うため、できるだけ大きい
ディスプレイを用意できることが望ましい
です。13 インチ以下のモバイル PC のみ
でスライドを作成するのは大変で、できれ
ば 24 インチ以上のディスプレイでの作業
をお勧めします。私は 43 インチと 27 イ

ンチの 2 枚の 4K ディスプレイを使用して
作業しています。また、長時間の講演・講
義のスライドやポスターを作成する際には
使用する画像の数や容量が大きくなってき
ますので、CPU やメモリなどマシンスペ
ックが高い PC を使用するとフリーズやク
ラッシュの可能性が低減し、作業のスピー
ドを速くすることができます。

No.

01

Windows 共通かつ PowerPoint 使用時に よく用いるショートカット

「Alt＋Tab」「Ctrl＋Tab」「Win＋D」「Win＋L」
「Win＋↑」「Win＋←」「Win＋→」

　右表のショートカットはデスクトップに開いたウインドウを切り替えたり位置やサイズを調整することができます。スライドを作成する際には様々なファイルやアプリケーションを表示し、切り替えながら作業します。たくさんのウインドウを移動したり、開いたり、閉じたり、という作業をショートカットで行うことができるようになると作業効率が増します。一つ一つの時間短縮は微々たるものですが、小さな効率化の積み重ねが長い目で見たときに作業時間の大きな差として現れてきます。

　使い慣れるとスライド作成だけでなく、日常業務の効率も改善します。

Alt ＋ Tab	開いているウインドウを切り替える
Ctrl ＋ Tab	ブラウザなどで表示されているタブを切り替える
Win ＋ D	開いている全てのウインドウを最小化してデスクトップを表示する
Win ＋ L	画面をロックする
Win ＋ ↑ Win ＋ ← Win ＋ → Win ＋ ↓	それぞれ開いているウインドウを最大化、左に寄せる、右に寄せる、最小化する

No.

02

よく用いるショートカット

「Ctrl＋A」「Ctrl＋C」「Ctrl＋X」「Ctrl＋V」「Ctrl＋Z」「Ctrl＋S」

　プレゼンテーションを作る際は、前のスライドを一部変更して使用することなども多く右表のコマンドを頻用します。また、作業の区切りごとに保存する習慣をつけておくと、万が一 PC のフリーズやクラッシュが発生してもダメージが少なくて済みます。

Ctrl ＋ A	全て選択
Ctrl ＋ C	コピー
Ctrl ＋ X	切り取り
Ctrl ＋ V	ペースト
Ctrl ＋ Z	元に戻す
Ctrl ＋ S	保存する

No. 03 オブジェクトの位置の微調整

「Ctrl＋↑」「Ctrl＋←」「Ctrl＋→」「Ctrl＋↓」

「そろえる」という作業のために必ず身に付けるべきショートカットです。オブジェクトを移動するときにマウスでドラッグするか、矢印キーで上下左右に動かす方法が一般的ですが、**Ctrl** を押しながら矢印キーでオブジェクトを移動するとドット単位で位置の微調整が可能です。

No. 04 ショートカットがわからなくなったとき

「Alt」

Office に共通の操作です。Word、Excel、PowerPoint などでショートカットがわからなくなったときに **Alt** を押すとメニューバーにショートカットが表示されます。

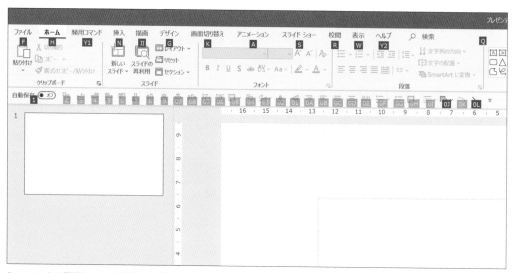

PowerPoint 画面で Alt を押した状態

No. 05 よく用いるマウスとの組み合わせ操作

「Ctrl＋ホイール」「Shift＋ドラッグ」

「**Ctrl＋ホイール**」は **Ctrl** を押しながらマウスのホイールを動かす操作でブラウザ、Word、PDF 閲覧などでも画面の拡大・縮小をすることができます。

また、図形を作成したり、オブジェクトや画像の拡大・縮小をする場合、**Shift** を押しながら操作することで縦横比を変えずに拡大・縮小ができます。他にも水平・垂直な直線を引いたり、正円や正方形を描画したりするときに使えます。

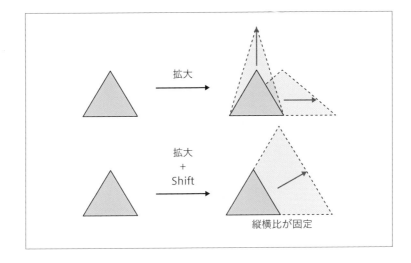

No. 06 ツールバーのカスタマイズ

リボンを非表示、ツールバーを表示にし、頻用するコマンドをツールバー上に表示するとワーキングスペースを広くとることができます。

PowerPoint を開いた状態で、「ファイル」→「オプション」→「クイックアクセスツールバー」でクイックアクセスツールバーに自分が頻用するコマンドを任意に並べることができます。

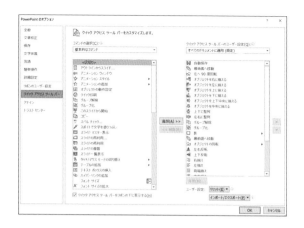

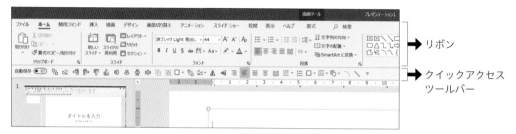

リボン

クイックアクセス
ツールバー

No.
07 ツールバーに乗せるべき移動コマンド

　スライド作成はオブジェクトを移動し並
べ替えることに多くの時間を割きます。そ
のため右にあげるようなコマンドが手の届
きやすい場所に配置され、この作業が速や
かに行われるような環境を整えると、作業
効率がアップします。

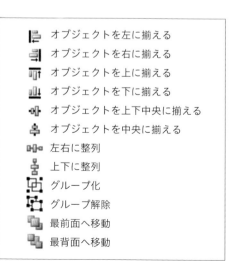

	オブジェクトを左に揃える
	オブジェクトを右に揃える
	オブジェクトを上に揃える
	オブジェクトを下に揃える
	オブジェクトを上下中央に揃える
	オブジェクトを中央に揃える
	左右に整列
	上下に整列
	グループ化
	グループ解除
	最前面へ移動
	最背面へ移動

No.
08 文字のサイズを自在に変更しよう！

　PowerPoint でスライドを作成していると、文字列を大きくしてメッセージ性を高めたり、スライドの幅に収まりきらない分の文字を小さくして収まるようにしたくなることがあります。このときにメニューをクリックしてフォントサイズを変更することもできるのですが、ショートカットを覚えることで作業のスピードを速めることができます。「**Ctrl + Shift**」に加えて、「**>**」は文字を大きく、「**<**」は文字を小さくします。また、「**Ctrl + Shift + ＋**」で上付き、「**Ctrl + ；**」で下付きになります（Word の場合、下付きはコマンドが変わ

ります）。

　学会発表で演者の所属が複数になるような場合の石木寛人 [1][2] や　石木寛人 [1][2] のような表記を作成するのは文字列を選択した状態で「右クリック」→「フォント」→「文字飾り」→「上付き（または下付き）」と煩雑な手順が必要なのですが、このショートカットを知っておくと一発で変更できます。

　体表面積を示す「m^2」も外字を使わずに作ることができます。もう１度同じコマンドを押すと元の入力に戻せます。

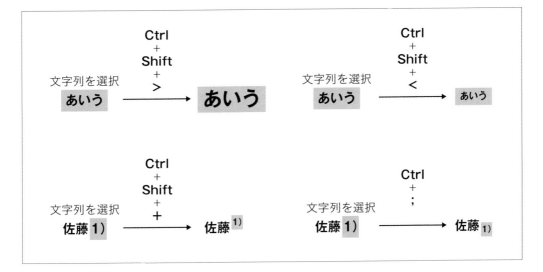

chapter 02

スライド作成の
基礎知識 ①

構図を学ぼう

適切なガイドラインを引く
ことできれいに配置できる

No. 09 白紙のスライドにガイドラインを引く 「Ctrl+ ドラッグ」

PowerPoint で最初に白紙のプレゼンテーションを開くと、右下図のような画面が表示されます。画面を右クリックして「グリッドとガイド」の「ガイド」と「スマートガイド」にチェックを入れてください。「ガイド」は画面にガイドラインが表示されます。右画面では画面中心を通る水平と垂直の2本のガイドが表示されています。「スマートガイド」はオブジェクトを移動するときにガイドラインや周囲のオブジェクトにぴったり合うように位置を自動調整する機能です。ガイドラインを使用する場合はこの機能をオンにしている方が作業の効率がアップします。

「ガイド」は任意の本数に増やすことができます。画面右クリック、「グリッドとガイド」から「垂直 / 水平方向のガイドの追加」のメニューで増やすこともできますし、画面上のガイドを **Ctrl** を押しながら左クリックしてドラッグすることで増やすことも可能です。

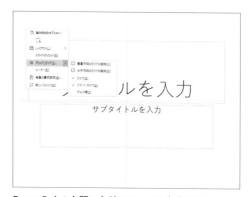

PowerPoint を開いた時のスライド初期画面

No. 10 まず覚えるガイドラインは2等分＋3等分の レイアウト

ガイドラインを使用して最もシンプルで普遍的なグリッドシステムである2等分＋3等分のレイアウトをマスターすることで、箇条書きを3つまでに抑える習慣も身に付けることができます（No.41参照）。下図は画面を上下左右に2分割するガイドに加え、3分割のガイドを引いた状態

（見やすいように実線で表示しています）。慣れないうちは使いづらいかもしれないのでその場合は3等分をさらに2等分して画面を6等分までにすると4個程度の箇条書きが作りやすくなり、情報量が多いプレゼンテーションのときに使いやすくなります。

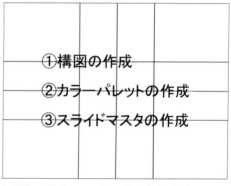

スライドに2等分＋3等分のガイドラインを引く

2等分＋3等分レイアウトの箇条書きの例①

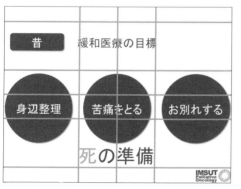

2等分＋3等分レイアウトの箇条書きの例②

6等分＋6等分レイアウトの箇条書きの例

chapter 01
chapter 02
chapter 03
chapter 04
chapter 05
chapter 06
chapter 07
chapter 08
chapter 09
chapter 10
chapter 11

No. 11 任意の分割ガイドラインを引く方法

　n 分割は（n+1）本の直線を作成し、両端に各 1 本ずつ配置した後に全ての直線を「ホーム」>「配置」>「配置」>「左右（または上下）に整列」を行うと直線がスライドを均等に分割します。これを参考にして、ガイドラインをその直線に合わせるように配置して作成します（No.9 参照）。スライド画面を n 分割する以外の分割もこの方法を応用することで作成することができます。たとえばスライド画面を黄金比（No.12 参照）の長方形で分割する場合、黄金長方形（1:1.618）の長方形を図形のサイズをたとえば縦 10cm、横 16.18cm と直接入力して作成し、これを **Shift + ドラッグ**で縦横比を変えずに拡大縮小してスライドのサイズに合わせて配置し、それに合わせてガイドラインを引くことにより、スライド画面を黄金分割することができます。

　様々な画面分割の例を紹介します。下図は 16：9 サイズのスライドで学会発表したときのものです。まず画面の一番下 9 分の 1 を紺色で塗りつぶし、引用文献や補足情報を掲載するスペースにしました。そうすると残りのスペースは横 2：縦 1 の比の長方形になります。これを横方向に 5 分割、縦方向に 3 分割の 5×3 のマスを作りました。

　こうすると、左上のコーナーがそのスライドで説明する項目のスペース、上段の中央 3 マスでそのスライドの見出し、中段、下段の中央 3 マスのスペースでスライドのコンテンツを示し、それ以外は余白という構成になります。メインのコンテンツを提示する中央のスペースは 3 x 3 のレイアウトになっています。

　次の図は 4：3 のスライドです。これはスライドの中央にまず黄金比の長方形を作成し、黄金長方形の内側を 5 x 5 に分割しました。分割線によって左側 5 分の 2 に図、右側 5 分の 3 に論文情報が配置され、背景が塗り分けられているのが見て取れるでしょう。

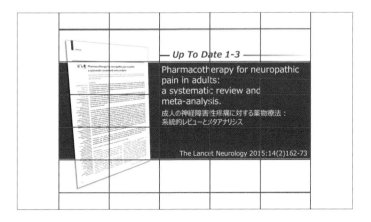

chapter 01
chapter 02
chapter 03
chapter 04
chapter 05
chapter 06
chapter 07
chapter 08
chapter 09
chapter 10
chapter 11

Column　世界の国旗

　国旗には地域性や歴史を感じさせる様々なデザインがあり、眺めているだけでも楽しいものです。日本の国旗はおなじみの日の丸です。同じような無地の背景、中心に円が配置される国旗はバングラデシュやパラオがあります。また、太陽をモチーフとして採用している国はアルゼンチン、ウルグアイ、カザフスタンなど多数あります。

　世界の国旗には、縦あるいは横方向に 3 分割し塗り分けたデザインが多いです。たとえば前者はドイツ、ロシア、オランダ、インドなど、後者はフランス、イタリア、ギニア、モンゴルなど。面白いことに、縦または横方向に 3 分割したデザインを採用しているのは、全体のおよそ 3 分の 1 にあたる 70ヵ国ほどもあります。一方で、2 分割や 4 分割したデザインの国旗はあまり思い出せないのではないでしょうか。

　国旗はその国を 1 枚のスライドで端的に表すプレゼンテーションである、という見方ができます。そして画面を縦横に 3 分割するのは洋の東西を問わず受け入れられやすい普遍的なデザインである、と私は捉えています。これが chapter02 でまず 3 等分の構図をお勧めした理由の 1 つでもあります。

No. 12 慣れてきたら画面を様々な比率で分割してみよう

レイアウトは絵画、写真のような芸術作品だけではなく町を歩いていて目にするポスター、広告、雑誌、パンフレット、商品パッケージなど、プロの作品が身近に溢れているので、これらを見てレイアウトを読み取り真似するのが上手になる近道です。画面を分割する方法として代表的なものは縦横を任意に分割するグリッドシステムです。これは等間隔で分割するほかにも黄金比、ルート 2 分割、フィボナッチ法など様々な分割方法があります。私たちがアカデミックなプレゼンテーションを行う場合、そこまで複雑な構図を使用しなくてもプレゼンテーションの目的を達することはできるでしょうが、このようなことを知っていると知らないとではスライドやポスターを作成するときの最初のイメージの膨らみ方が違ってきます。そして「あの人のスライドは一味違う」と言わせることができるようになっていきます。

私は画像を PowerPoint に張り付けて、直線を等分に配置すると構図を簡単に読み取れることに気づき、名画、ポスター、商品など様々なもののレイアウトを分析し、構図を学びました。そしてスライドを作る時に実際に様々な構図を利用してみて、自分なりのスタイルを確立していきました。まず最初に身に付けるとよいのは画面を縦横の罫線でマス目に分割するグリッドシステムです。これは応用が利きます。たとえば画面を 5x4 や 5x5 くらいの割合に分割してみると全体の構成がまた変わってきます。これはスライドだけではなく、e ポスターやポスターを作るときにも有効な方法です。ポスターを作る時に縦長か、横長かによっても少し作り方が違ってきます。しかし全体を 3 等分して情報を配置する、というような考え方ができるかどうかで仕上がりが大きく違ってくるのはいずれも同じです。

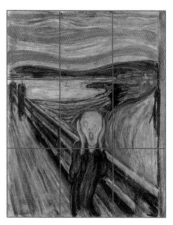

ムンクの叫び
このようにガイドラインを引いてみると、この絵は全体を 3 分の 1 ずつ分割し、その分割と対角線を利用して対象を塗り分けたり描いたりしていることがわかります。

No.
13 ｜ スライドに余白部分を設ける

　せっかく作ったスライドですが、会場の
プロジェクターやスクリーンによっては端
が切れて必要な情報が映りきらないことが
あります。上下左右にあらかじめガイドラ

インで余白を設定し、そのうえでこれまで
述べたような画面分割を行うとこのような
事態を避けられます。

No.
14 ｜ 画面サイズ 4:3 と 16:9

　学会で指定されるスライドの縦横比は以
前は 4:3 が主流でしたが、近年 16:9 のス
ライドを指定する学会が徐々に増えてきて
います。あまり深く考えることはないかも
しれませんが、4:3 と 16:9 の長方形では
形が全く違います。4:3 はどちらかという
と正方形に近い形状である一方で、16:9
という比率は正方形を横に 2 つ並べた形

に近いです。したがって、4:3 のスライド
は単一のコンテンツを表示するのに向いて
いる一方、16:9 のスライドは 2 つまたは
3 つのコンテンツを表示しやすい形です。
もしくは 1 つのコンテンツを表示しつつ、
それを補足説明する情報を付加しやすい。
このことを意識してスライドの構図を作り
ましょう。

スライドの縦横比と配置できるコンテンツの例
4:3 のスライドでは中央に 1 つのメインコンテンツを配
置できます。16：9 のスライドの場合、中央に 1 つのコ
ンテンツを配置すると両側の余白が大きくなります。こ
れを避けるために正方形のコンテンツを左右に 2 つ配置
する、または 4：3 のコンテンツを一つ配置し、余白で
これを補足説明するような配置を作ることができます。
特に左右に 2 つコンテンツを配置するデザインは 2 つの
対象を比較して説明するような場合に有効です。

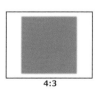
4:3

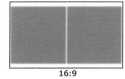
16:9

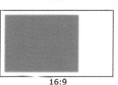
16:9

chapter 03
スライド作成の 基礎知識 ②
カラーパレット

色の選択はセンスではなく, 理屈と経験が大事

No. 15 便利なツール「スポイト」

　スポイトは PowerPoint2013 以降に採用された機能です。画像の色をサンプリングできるため、色の選択に使うカラーパレットを作成する際にとても便利な機能ですが、意外と知られていません。この機能を知っていると、たとえば自分が所属している施設のロゴマークの色をサンプリングし、それをもとにスライドのテーマカラーを決めることができるようになります。そうすると色の面で統一感があるスライドを作ることができます。

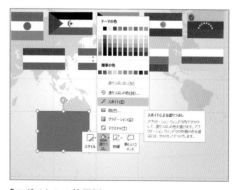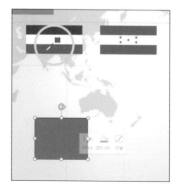

「スポイト」の使用例
色を選択するメニューの「スポイト」を選択するとマウスカーソルの先端部分の画面の色をサンプリングすることができます。右の図では国旗の緑色の部分にマウスカーソルがあり、緑色が選択されています。

chapter 01
chapter 02
chapter 03
chapter 04
chapter 05
chapter 06
chapter 07
chapter 08
chapter 09
chapter 10
chapter 11

chapter 03

No.
16　カラーパレットを作成する

　文字や図形の色を塗るときに、PowerPoint に用意されている「テーマの色」や「標準の色」をクリックして適当に選択していませんか？ 絵具で絵を描くときと同じように、カラーパレットを作成して使う色を決めてからスライドを作成すると色の統一感が得られます。Office では色を定義する方法として「RGB」と「HSL」という方法が採用されています。「RGB」は「R(Red: 赤)」、「G(Green: 緑)」、「B(Blue: 青)」の 3 要素を、「HSL」は「H(Hue: 色相)」、「S(Saturation: 彩度)」、「L(Lightness: 明るさ)」の 3 要素をそれぞれ 0-255 の 256 段階のパラメータの組み合わせで定義する方法です。スライドで用いる色のカラーパレットを作成する場合には、色の鮮やかさや明るさを変化させることが多いため、HSL を操作するのが便利です。

chapter 03

No.
17　施設のロゴマークを使ってカラーパレットを作ってみよう

　私が所属する国立がん研究センターは図のような青いロゴマークを使用しています。このマークの青は RGB では R0G94B173、HSL では H147S255L87 で表現されます。HSL のパラメータを操作してカラーパレットを作成する場合、H の数値で色合いが変化します。S では鮮やかさ、L では明るさを調整できます。次頁のカラーパレットの作例のように、後述する色のコーディネートの理論に従って S と L、そして H の数値を変化させて作った色でカラーパレットを作成し、スライドに使用する色をピックアップします。

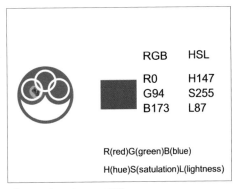

RGB	HSL
R0	H147
G94	S255
B173	L87

R(red)G(green)B(blue)

H(hue)S(satulation)L(lightness)

がんセンターブルーの表記

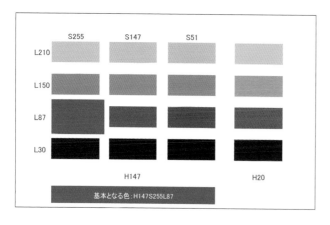

カラーパレットの作例

基本となる色（この場合がんセンターのロゴマークの色である H147S255L87 で定義されるブルー）を決め、L と S を 0-255 の間で適宜変更した青のグラデーションを作ります。L（Lightness）の数値を大きくすると明るく白に近い色に、数値を小さくすると暗く黒に近い色ができます。S（Saturation）の数値を大きくすると鮮やかな色に、小さくするとくすんだ色を作ることができます。それに加えて H のパラメーターを変更した色もいくつか作成し、「文字を作る色（濃色）」、「タイトルなどに使用する基本の色」、「背景などに使用する薄い色」と「差し色」を決めるとよいでしょう。決め方は No.18 のカラーパレットのルールに従います。

No. 18　カラーパレットの作り方とルール「同一調和」、「類似調和」、「対比調和」

　次頁の図のような色の輪を「色相環」と言います。色相環は色のスペクトラムを円弧の上に配置して表現したもので、同じ彩度のものを円弧に配置したものや、明るさの変化を同一の円内に表現するものなどいくつかのパターンがあります。共通するのはスペクトラムを 360 度で表現し、補色を 180 度反対側に配置します。

　カラーコーディネートはこの色相環を用いて説明するとわかりやすく、「同一調和」、「類似調和」、「対比調和」の 3 種類の基本があります。

　「同一調和」は同じ色のグラデーションを用いるコーディネートで、1 つのキーカラーを決めたら（HSL で言うところの H

を固定する）、彩度（S）や明度（L）のパラメータを様々に変更し、その中から色の組み合わせを決めます。

　「類似調和」は色相環上でキーカラーと隣接する色を組み合わせます。隣接する色はキーカラーから ±25-43 度から選択します。色相（H）は PowerPoint 上では 0-255 の 256 段階で設定しますので、たとえば彩度と明度を固定して色相を色相環上でキーカラーから 30 度離れた色を決める場合は H の値に 255×30/360（＝約 21）を足す、または引くことで設定ができます。

　「対比調和」はキーカラーの補色をいわゆる「差し色 / 強調色」として使用します。補色は色相環の反対側ですので、キー

chapter 03 **カラーパレット**

chapter 01
chapter 02
chapter 03
chapter 04
chapter 05
chapter 06
chapter 07
chapter 08
chapter 09
chapter 10
chapter 11

カラーの色相（H）の値を±128（=256/2）することで得られます。

　このようにしてキーカラー＋キーカラーのグラデーション（濃い色または薄い色）＋類似色または補色の3〜4色（±白と黒）をスライド内で共通して使用する、というルールにすると色の統一感が得られます。文字の色はこのようにして作ったキーカラーの濃い色を用いると黒を使うよりもなじむように感じられるでしょう。また、同一調和のグラデーションを作るのが面倒な場合は、色の設定に「透明度」というパラメータもありますので、透明度を60〜80%に設定すると簡単にキーカラーを薄めた色を作ることができます。キーカラー＋キーカラーの透明度60〜80%（背景色）＋類似色 or 補色、というのは私がよく使う簡単なカラーパレットの作り方です。

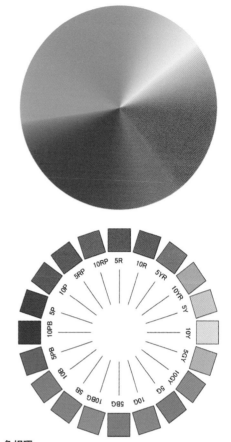

色相環

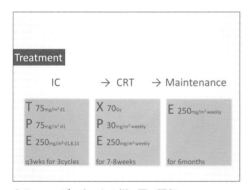

カラーコーディネートの例：同一調和
基本となる青色をタイトルの塗分けと文字色に使用し、同系色でそれよりも明るさ（L）の数値を高めた淡い青色を2種類作成し、背景と3種類の治療法を示すボックスの塗分けに使用しています。

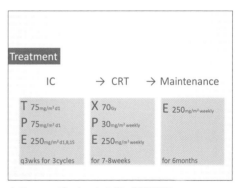

カラーコーディネートの例：類似調和
治療法のボックスの色を色相環上で青色の隣にある紫色にしました。

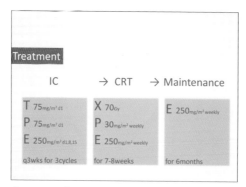

カラーコーディネートの例：対比調和
1つ目のスライドのタイトル（Treatment）の塗分け色を青の補色である赤褐色に変更しています。

No.

19　色の面積比のルールは 70:25:5

基本となる色とその強調色として補色を用いる場合、たとえば赤と緑が同じくらいの面積を占めると画面がぎらぎらして見る方は目がちかちかしてしまいます。強調色を適切に使用するには、画面の面積の5％くらいにとどめるとよいようです。だいたい背景の色として画面の70％程度、基本色（文字色やタイトルの色など）が25％程度、そして残りが強調色、というくらいの目安で色を使うと効果的に強調色を役立てることができるでしょう。No.18で示したスライドもその配分になっています。

No.

20　黒の使い方

背景が白のスライドを作成する機会は多いです。このときの文字の色は何を使っていますか？ 背景白に対して黒い文字はよく選択されます。しかし白と黒はコントラストが最も強い組み合わせとなり、見る側からは文字がにじんで見づらい場合があり

ます。黒を使用する代わりに濃いグレーを用いると、このにじみを軽減することができ「なぜかはわからないけれどあの人のスライドは見やすい」の1つの要因になります。あまり薄い色は印刷すると見づらくなる場合があり注意が必要ですがおすすめのテクニックです。あるいは青いキーカラーを用いている場合の濃紺などキーカラーの明度を落として暗い色を作成し、これを

文字色にするのもプロジェクター表示時ににじんで見えるのを軽減するよい方法です。

　カラーパレットを作成する際には文字色の候補（キーカラーの明度を落とした色や黒、グレーなど）とキーカラーや背景色とを隣り合うように並べてみて、はっきり見えるかにじんで見えるか一度比べてみてください。

抗癌剤 抗癌剤

chapter 03

No.
21　**色覚バリアフリーに配慮する**

　色覚異常は男性に多く、男性の数%から10%にあると言われています。ある程度の人数を前にして話をする場合には、オーディエンスに必ずそのような方がいると考え、色覚異常の方にも見やすいようなスライドを作るのが望ましいです。過去にはスライドをグレースケールにして読めれば大

丈夫、という考え方もありましたが、色の組み合わせによっては必ずしもそうでないこともあります。次頁の図をご覧ください。色の組み合わせとそれをグレースケール表示した場合、そして色覚異常の方にどのように見えるかの例です。今の時代、色覚異常をシミュレーションできるアプリが

ありますので、スライドが完成したらこの
ようなアプリを利用してスライドをチェッ
クし、どのような方にも見やすいと思われ
るスライドを作りましょう。アプリは App
store や Google play ストアで入手可能
で、アプリ検索で「色覚異常」などのキー
ワードで検索すると複数のアプリが見つか

ります。私は「色のシミュレータ」という
アプリを使用しており、また、無料で閲覧
できる「カラーユニバーサルデザイン推奨
配色セット ガイドブック 第 2 版」(https://
jfly.uni-koeln.de/colorset/CUD_color_
set_GuideBook_2018.pdf) も 色 の 配 色
を考える際に参考になります。

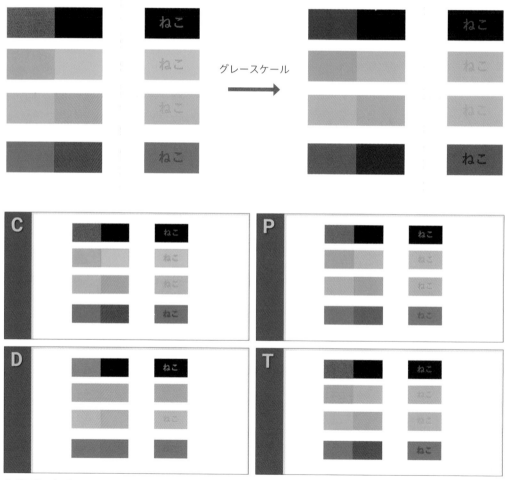

色覚異常の解説
色覚異常には P 型 (1 型) 色覚、D 型 (2 型) 色覚、T 型 (3 型) 色覚があり、一般色覚者 (C 型) と比べて P 型は赤色を感
じにくい、D 型は緑色を感じにくい、T 型は青色を感じにくい見え方になります。

chapter 01
chapter 02
chapter 03
chapter 04
chapter 05
chapter 06
chapter 07
chapter 08
chapter 09
chapter 10
chapter 11

Column　失敗談：2,000人の前で恥をかいた話

　他人の発表スライドを後学のためにやり取りをしたり、譲り受けたスライドの一部を自分の発表に引用したりすることがあります。他人が作ったスライドの情報は自分が咀嚼したものとは異なるため、自分の発表に使用する時は注意しなければなりません。私は過去にこのような失敗をしたことがありました。

　ある教育講演の講師を予定していた方がその会に参加できなくなり、私がピンチヒッターを依頼されました。予定講演時間は60分で、その方が作成した約80枚のスライドを渡されました。これを読むだけでいいから、ということなので資料に事前に目を通して、これならできそうだな、と軽い気持ちで了承したのですが、当日に現地に行ってびっくり。これまで入ったことが無いような巨大なホールが会場で、オーディエンスは2,000人もいました。演台は大きなステージの上にあってオーディエンスとは離れており、顔がよく見えないため話に対するリアクションが見えません。

　とりあえず講演がはじまったものの、自分が作ったスライドではないので、ペースがうまくつかめません。時計に目をやると、20分経過したところで話の内容の半分が終わってしまっていました。このペースだとかなり早く終わってしまう。気持ちばかりが焦って、後半のスライドの内容をできるだけ引き延ばして話をしたのですが、バックアップに用意した内容まで話しても予定時間より20分も早く終わってしまいました。残り時間をどうやってやりすごそうか？　講演の後半は背中に冷や汗を感じながら、そんなことばかり考えていたので自分でも話の内容をあまり覚えていません。

　結局その場は質疑応答をかなり長くとることで対応しました。オーディエンスの中に手を挙げて発言してくださる方が何人もいらっしゃったので場が持ちましたが、そういう方がいなかったらどうしていただろうか？　今でもときどき人前で話す前にこのときのことを思い出してしまいます。

　これを教訓として、人前で話をするときは、必ず自分が理解している内容をスライドに落とし込む、他人からもらったスライドを流用する場合もそのまま使用せずに自分でその内容を理解し、話したい内容に組み込むことをルールとして決めました。また、オーディエンスの人数やどのような興味の人が集まるのか、会場のサイズなどできるだけ事前に把握し、話の内容を予定される時間よりも十分多く余裕をもって準備するようになりました。このような事前の入念な準備は学会発表にも通じます。

04

スライド作成の
基礎知識 ③

フォント

まずは自分用の普段使いの
フォントを決めよう

No.
22 | 知るべきフォントはセリフ / サンセリフ×和文 / 欧文の 4 種類

まずはフォントの大きな分類を知りましょう。フォントには「セリフ（Serif）書体」と「サンセリフ（Sans-serif）書体」があります。「セリフ」とは文字の端にある装飾のことで、明朝体が代表的なセリフ書体です。「サンセリフ」の「サン」はフランス語の「Sans (=without)」ですから、装飾がない書体が「サンセリフ書体」でゴシック体が代表的です。一般的にセリフ書体は可読性に優れているため長文の文書に向いており、サンセリフ書体は可視性に優れているため道路標識や看板、見出しに使用される傾向があります。スライドを作成する際には、可視性に優れているフォントを選ぶのがよいです。線が細すぎるのは見づらいため、線が太目のサンセリフ書

体を選択しましょう。

近年のディスプレイの高解像度化やプリンタの高機能化により、線が細くて可読性に優れたサンセリフ書体が使用可能になってきています。

Win、Mac ともたくさんのフォントがインストールされており、どれを使用すればいいのか迷います。まずは自分で使えるフォントとしてセリフ書体、サンセリフ書体、和文、欧文フォントをそれぞれ 1 種類ずつ、合計 4 種類覚えましょう。どれを選べばよいかわからない、という方にはまず「MS P ゴシック」1 種類を使い込み、他のフォントとの違いを判別できるようになることをお勧めします。

chapter 01
chapter 02
chapter 03
chapter **04**
chapter 05
chapter 06
chapter 07
chapter 08
chapter 09
chapter 10
chapter 11

ABCD abcd　　ABCD abcd

プレゼンテーション　　プレゼンテーション

セリフ書体　　サンセリフ書体

セリフ書体、サンセリフ書体の例
この図内のセリフ書体は欧文が Century、
和文が MS P 明朝。サンセリフ書体は欧文
が Arial、和文が MS P ゴシックで書かれて
います。

chapter 04

No. 23　セリフ、サンセリフ以外の書体：スクリプト書体、未分類書体

　セリフ書体、サンセリフ書体以外にも様々な書体があり、これらを知ると文字を使った表現の幅が広がります。筆記体のようなスクリプト書体や和文の毛筆をイメージしたような書体などです。たとえば下のスライドは日本語を游ゴシック medium、英文は Romantically というスクリプトフォントを使用して少し華やかさを加える効果を狙っています。Mac には極めて美しいスクリプト書体である Zapfino が標準でついてきます。署名などで上手に使うと印象的なスライドを作ることができるでしょう。我が家の表札も 4 種類の Zapfino を組み合わせて作りました。

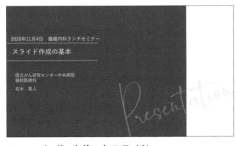

Romantically を使ったスライド
スライド右下の「Presentation」の文字を Romantically を使ってデザインしています。

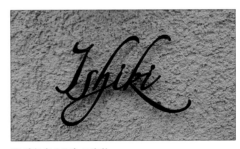

我が家 (Ishiki) の表札
Zapfino で作りました。「I」が 3 つとも違うのがわかるでしょうか。

No.
24 フォントについている様々な記号

フォントのリストを眺めていると、「MSゴシック」と「MS P ゴシック」のように似ている名前のフォントがあることに気が付きます。この「P」は何を意味するか知っていますか？ 「P」は「プロポーショナルフォント」のことで文字幅が自動調節されます。MS ゴシックは等幅フォントといい、幅が調整されません。半角 2 文字＝全角 1 文字でどの文字も同じ幅になります。

等幅フォントは原稿用紙に印刷するような場合にはよいかもしれません。Word や PowerPoint でスライドを作る場合には原則「P」付きのフォントを使用しておくのが無難です。

他にも「UD」,「UI」などフォント名には様々な記号がついています。「UD」は「Universal Design」の略で読みやすくデザインされたフォント、「UI」は「User Interface」の略で、ファイル名やフォルダ名を画面上で表示するためにかな文字やアルファベットの間隔を狭く表示するフォントです。

MS ゴシックは幅が調節されません。なので長文を書くとこのように表示されます。
MS P ゴシックは幅が調節されます。なので長文を書くとこのように表示されます。

No.
25 和文サンセリフ書体：ゴシック体

ここでは、スライド作成時に最も使用されるであろう和文サンセリフ書体について説明します。「ゴシック体」と名前がつくフォントが多いです。まず Windows のバージョンによって標準と呼ばれるサンセリフ書体が決まっていますのでこれを覚えましょう。見た目や線の太さだけでなく、基線の位置や文字の幅などそれぞれずいぶん違っています。

このフォントの変遷は前述のとおり、デ

ィスプレイとプリンタの高解像度化との関係があり、高精細なディスプレイで表示できるよう、そして印刷でかすれたりつぶれたりしないような機材の高性能化に伴って次第に細身のフォントが採用されるようになっています。Windows10 を使用していると、文書やスライドのフォントをうっかりデフォルトで採用されている游ゴシックで作成してしまいがちですが、スライド発表環境がこれに対応していないバージョンの OS を使用している場合、発表時のフォントが変わってしまう可能性があります。

学会発表では、通常、発表の要綱に学会で準備する PC の環境が明記されています。事前に発表環境の OS や PowerPoint のバージョン、推奨フォントを確認しておきましょう。

Windows 95 以降：MS ゴシック
Windows Vista 以降：メイリオ
Windows 10 以降：游ゴシック

chapter 01
chapter 02
chapter 03
04
chapter 05
chapter 06
chapter 07
chapter 08
chapter 09
chapter 10
chapter 11

chapter 04

No. 26 | PowerPoint 上でのフォント設定

　PowerPoint でフォント設定は「デザイン」→「バリエーションの「その他」」(「バリエーション」のタブの右側にある▼からプルダウン表示されます) →「フォント」で行います。フォント設定は和文と欧文のそれぞれに対して設定することができ、このメニュー内にはデフォルトで様々なフォントの組み合わせが入っています。PowerPoint のデフォルト設定がそのまま反映されて、和文は「MS P ゴシック」や

「メイリオ」、欧文が「Calibri」になっているようなスライドをよくみかけますが、英数字の統一感が損なわれてしまい私には非常に気になります。私など医療者がスライドを作成する場合、日本語がメインである一方で欧文もかなり入り込んできます。デフォルトでは和文と欧文で別のフォントを設定したものが多いので、これを変更して和文、欧文とも同じフォントで統一した方が完成品の統一感が向上します。

和文・英数字ともメイリオ

モルヒネ注 ————————————————— 10mg1ml 50mg5ml (200mg5ml)

オキシコドン注

フェンタニル注 ————— 0.1mg2ml 0.5mg10ml

ヒドロモルフォン注 — 2mg1ml — 20mg2ml

和文がメイリオ、英数字が Calibri

モルヒネ注 ————————————————— 10mg1ml 50mg5ml (200mg5ml)

オキシコドン注

フェンタニル注 ————— 0.1mg2ml 0.5mg10ml

ヒドロモルフォン注 — 2mg1ml — 20mg2ml

フォントの統一
メイリオと Calibri では線の太さも基線の高さも異なるため、和文と英文の間で形も位置も少しずつズレが発生します。このような少しのズレでもノイズになるのです。

No. 27 フォントファミリー：太字やイタリックは文字の太さや幅が調節された専用書体の方が美しい

フォントには太さや書体が違うフォントファミリーが存在します。たとえば游ゴシックには「游ゴシック」、「游ゴシック light」、「游ゴシック medium」があり、Windows10 に標準でインストールされています。**Ctrl+B** や **Ctrl+I** で文字を太くしたり斜体にしたり、見た目を変更することが可能ですが、このメニューは機械的に線を太くしたり傾けたりするだけなので、文字によっては読みにくくなることがあります。線の太さを専用に変更した書体（light, medium の他に bold などがある）や傾き

を変更した書体（Italic など）は可読性を考慮して作成されているため、文字のスタイルを変更して強調したい場合に専用の書体があれば、そちらを使うようにした方が破たんの可能性が少ない表現ができます。

游ゴシック
游ゴシックの太字
游ゴシック light
游ゴシック light の太字
游ゴシック medium
游ゴシック medium の太字

No.
28 標準的な欧文セリフ書体

PCにはたくさんのフォントが標準でインストールされており、どれを選んだらよいか迷ってしまいます。そこで標準と呼ばれやすい、よく使われる欧文のセリフ書体を紹介します。看板や新聞などどこかで目にしたことがあるはずです。

> Bodoni: ABCDEFG abcdefg 123456789
>
> Garamond: ABCDEFG abcdefg 123456789
>
> Times New Roman: ABCDEFG abcdefg 123456789

No.
29 標準的な欧文サンセリフ書体

ArialはMacに搭載されているHelveticaと似た形のフォントです。Century GothicとOptimaは標準とは言いませんが時々スライドに使用すると他の人とは違う印象的な効果を与えることができるフォントであるため、ここで紹介します。OptimaはMacに標準でインストールされているフォントで、Windowsには入っていません。

> Franklin Gothic: ABCDEFG abcdefg 123456789
>
> Gill Sans: ABCDEFG abcdefg 123456789
>
> Arial: ABCDEFG abcdefg 123456789
>
> Century Gothic: ABCDEFG abcdefg 123456789
>
> Optima: ABCDEFG abcdefg 123456789

No. 30 欧文書体は標準的なものを知ったうえで自分が普段用いる1種類を把握しておけばよい

私たちはデザイナーではないので、フォントについて多彩な知識は必ずしも必要ではなく、自分が使いたいフォントが標準的かどうか、一般的な PC に採用されているかどうかを知っておけばよいでしょう。

Mac で採用されている Helvetica や Myriad はかなりおすすめの英文フォントです。一方 Windows では Helvetica は採用されていません。Helvetica に形態が最も近いのが Arial のファミリーなのでこれをスタンダードとして設定するのはよい考えです。

フォントのことを知るとだんだんこだわってみたくなるのも人情です。欧米人から見ると、「アメリカらしい」、「フランスらしい」、「現代的」、「近代的」など地域や時代を想起させるフォントがあるようです。フォント選択にそのような観点を持つのはおもしろい試みです。他には、たとえば Mac に標準採用されている Optima は Herman Zapf が作ったフォントで、この作者は Zapfino も手掛けています。フォントの作者をそろえるのも統一感を得るための一つのアイデアで、Zapfino と Optima を組み合わせてスライドを作成すると組み込みにくいスクリプト書体を上手にスライドに入れこむことができるかもしれません（私は時々こういう遊びを差し込むのが好きです）。

No. 31 自分のテンションを上げるフォント：Quadraat

トップジャーナルで用いられるフォントをインストールし、自分の文書やスライドで使用するとテンションが上がります。次の文章は Quadraat というフォントで書いています。何のジャーナルで用いられているフォントかわかりますか？

Quadraat

Palliative care is an approach that improves the quality of life of patients and their families facing the problem associated with life-threatening illness, through the prevention and relief of suffering by means of early　identification and impeccable assessment and treatment of pain and other problems, physical, psychosocial and spiritual.

chapter 04

No. 32 | フォントサイズ 18pt, 40pt, 60pt, 100pt

　フォントサイズをどのくらいにしたらよいですか？ というのもよく尋ねられる質問です。これは「オーディエンスから見えればOK」なので、部屋のサイズ、オーディエンスの数、プロジェクターや画面の性能によって変わりうるものです。

　ひとつの目安として、私は引用文献の紹介は18pt程度、本文は40pt程度としています。もう少し小さくても大丈夫という声もあります。実際にはこのくらいの大きさにしておくと、スライドに盛り込める内容が制限されてくるので、使用する言葉に対してより吟味しようという意識が働くようになります。1スライドに収まらないか、1行に収めることができないか、という観点で、一言一言に他の言い方がないかをよーく考えるという意味で、大きめの文字でスライドを作ることを心掛けています。

　見出しタイトルは60pt程度、インパクトを与える効果を狙ったり、背景として使用するために100pt, 200ptといったとても大きなサイズを使うこともあります。

　また、フォントによって幅や基線が違うことも知っておいて損はないでしょう。次頁の図にMS Pゴシック、メイリオ、游ゴシックを挙げます。MS Pゴシックはメイリオ、游ゴシックに比べて同じセンテンスを書いても幅が狭いことがわかるでしょう。また、メイリオは他のフォントと比べて基線がやや高い位置にあります。MS Pゴシックとメイリオのスライドを見比べるとメイリオの文字が少し高い位置にあるのがわかりますか？ このような特徴があるため、メイリオを他のフォントとまぜて同じスライドに並べると、高さが変化して不均等な印象のスライドになることがあります。

様々なフォントのサイズの違い

このスライドはMS Pゴシックで書かれています ABC アイウエ 18pt ABC アイウエ 40pt ABC アイウエ 60pt ABC アイウエ 100pt	このスライドはメイリオで書かれています ABC アイウエ 18pt ABC アイウエ 40pt ABC アイウエ 60pt ABC アイウエ 100pt

このスライドは游ゴシックで書かれています

ABC アイウエ 18pt

ABC アイウエ 40pt

ABC アイウエ 60pt

ABC アイ ウエ 100p

様々なフォントのサイズの違い
MS P ゴシック、メイリオ、游ゴシックで同じセンテンスを1 枚のスライドに書いてみました。100pt の行は MS P ゴシックではスライド内に収まっていますが、他のフォントでははみ出してしまっています。

No. 33 フォントや配置が崩れないように保存する①： PDF 形式で保存する

せっかく作ったスライドをいざ発表する場になって、フォントが変わって表示がずれてしまった経験はありませんか？ これはスライド作成環境（あなたの PC）にインストールされているフォントが発表環境にインストールされていないために起こります。この場合、発表環境では別のフォントで代用するため、字幅が異なっていると表示がずれてしまいます。

これを避ける方法はいくつかあります。まず最も有名と思われるのがスライドのフ

ァイルを保存する際に PDF で保存する方法。「ファイル」→「名前を付けて保存」で保存形式のプルダウンメニューにたくさんのファイル形式が表示されますので、この中から「PDF」を選択します。または、「ファイル」→「エクスポート」で「PDF/XPS の作成」でも同じことができます。PDF ファイルには元文書で使われていたフォントが埋め込まれ、元のレイアウトが維持されます。この利点はスマホやタブレットなども含めてほぼ全てのデバイスで再

現ができる、ファイルサイズが小さい。欠点は編集が困難、アニメーションがない、

一部の画像効果（グラデーション）が再現されないことがあることが挙げられます。

No. 34　フォントや配置が崩れないように保存する②：フォントを埋め込む

　ファイル保存の際に「その他のオプション」→「ツール」→「保存オプション」→「フォントを埋め込む」とする方法もあります。これをすると PowerPoint ファイルにフォントを埋め込むことができます。埋め込んだフォントの編集の可否によって使用文字のみを埋め込む（編集できない）、使用してない文字も含めて埋め込む（編集できる）、のフォント埋め込みが可能です。利点は再現性が高いことですが、ファイルサイズが大きくなってしまう欠点があります。また、バージョンや OS によりこの機能が利用できない場合があり、信頼性が必ずしも高くありません。私は学会発表などのスライドにスクリプト書体のようなフォントを入れるときにはこの機能を使って発表スライドを作成し、会場に持参します。その時にはファイルが正確に表示されない場合に備えてフォントを埋め込んでいないバージョンのバックアップファイルも併用するようにしています。

No. 35　フォントや配置が崩れないように保存する③：PowerPoint スライドショーで保存する

　保存の際のファイル形式を「PowerPoint スライドショー（*.ppsx）」で保存する方法もあります。これはスライドショーの形で保存されるのでスライドの編集ができなくなります。しかし画面表示の再現性が高く、PowerPoint がインストールされていない PC でも再生が可能である利点があります。スライドを配布する際には PDF と合わせて検討してもよい方法かもしれません。

chapter 05

スライド作成の 準備 ④

スライドマスター

スライドのひな形を作って
いつも同じレイアウトを使おう

No.
36 | スライドマスターを作成する

「表示」→「スライドマスター」でスラ
イドマスターを編集することができます。
　スライドマスターは発表スライドを通し
て共通の背景デザインを設定することがで

きます。これまで学んできた構図やカラー
パレットを利用したスライドデザインを各
スライドごとに逐一設定しなくても、一括
で作成することができます。

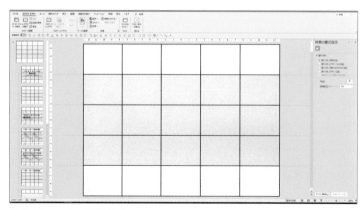

スライドマスター編集画面
この画面で4:3のスライドを5x5に分割し、スライドのレイアウトを作成しています。
作成したレイアウトはスライド全体に反映されます。
スライドマスターを複数種類作成し、1つのプレゼンテーションの中でたとえばタイ
トル用、コンテンツ提示用など使い分けることも可能です。

chapter 05

No. 37　スライドマスター上にガイドラインを設定する

　ガイドラインを設定した後にスライドの作成作業をしていると、うっかりガイドラインをクリックして位置がずれてしまうことがあります。スライドマスター上にガイドラインを設定することでこのような事態を避けることができます。そうするとスライド作業中に点線で表示されるガイドラインが赤い点線で表示されます。スライドマスターのガイドラインはクリックしても位置が変化しませんので、うっかりガイドラインを触ってレイアウトが崩れることがなくなります。

スライドマスター上のガイドライン
先ほどのスライドマスター上にガイドラインを設定した後のスライド作成画面。
ガイドラインが赤い点線で示されていて、これをクリックしてもガイドラインは移動しません。

No. 38 スライドマスターをひな形として保存する

作成したスライドマスターを含むPowerPointファイルを保存する際のファイル形式を「PowerPointテンプレート（*.potx）」とすることにより、このファイルをひな形として保存することが可能です。毎回同じデザインのスライドを使用していくならば、一度テンプレートを作成しておくと、毎回のガイドラインやカラーパレットの作成を省略することができます。

Column　ポールポジションを狙え

ポールポジションはF1などモータースポーツの用語です。決勝戦のスタート位置の先頭のことを指し、予選で最速のタイムを記録したドライバーに与えられます。ポールポジションはスタートダッシュに最も有利な位置であり、予選ではこれを目指してドライバーたちがしのぎをけずります。

私は学会発表の演題登録の際に毎回ポールポジションを狙っています。と言ってもモータースポーツのポールポジションとは少し違います。学会発表の演題をオンラインで登録すると、演題登録番号が与えられます。演題登録番号は多くの場合、演題登録期間に登録した順番の通し番号になっています。演題募集開始後の最初に演題登録すると1番が与えられます。この演題登録番号1番を私は「ポールポジション」と呼び、自分が演題登録をする場合、そして私が指導した後輩が演題登録をする場合、ポールポジションを目標に抄録の作成を行います。学会の演題募集開始日には、演題募集開始時間にPCの前にスタンバイし、演題登録サイトがオープンになったら急いで演題登録を行います。頑張りの甲斐があって1番を獲得できることもありますし、2番以降になってしまうこともあります。自己満足と言ってしまえばそれまでなのですが、これを目指すことは学会のかなり前から計画的に発表を準備することになるため、結果として優れた発表ができる手ごたえがあります。実際、過去にポールポジションを目指した演題の中には優秀演題として表彰されたものが少なくありません。演題登録

が済んだら、学会発表と同時に論文投稿ができるように発表の準備と合わせて論文の原稿を書き始めます。とは言っても学会発表のスライドやポスターの作成と同時進行で論文の原稿を完成させるのもなかなかできるものではありません。

石木　寛人 様

―――――――――――――――――――――――――

【緩和・支持・心のケア 合同学術大会2020（演題登録）】演題登録受付完了通知

―――――――――――――――――――――――――

演題登録番号：20200001
パスワード　　：ご入力いただいたパスワード

以下の通り、緩和・支持・心のケア 合同学術大会2020（演題登録）の演題が登録されました。
［登録内容の確認・修正］画面にて、データが登録されていることを必ずご確認下さい。

―――――――――――――――――――――――――

■演題登録番号
20200001

■発表形式
一般演題

2020年の学会に演題登録した際の受付完了通知のスクリーンショット。目標にしていたポールポジションをゲットしました。

01
chapter

02
chapter

03
chapter

04
chapter

05
chapter

06
chapter

07
chapter

08
chapter

09
chapter

10
chapter

11
chapter

chapter 06

コンテンツの基本原則

視覚的に理解されやすくなる
ように工夫しよう

No. 39 視線の誘導の原則：右か下方向への一方通行

　普段使用する文書の大半が横書き文書である私たちにとって、情報が記載された文書を見るときにはまず左上から見て、右、下方向に向かい、ページ右下に至る、という情報の追い方が最も慣れ親しんだ方法です。この流れに逆らうような視線の誘導はオーディエンスにとって大変なストレスになります。スライドで情報を提示する場合も同様で、スライドタイトルを上方にもってきて、できるだけ情報のフローは右方向、下方向へと話の順番に合わせて配置する必要があります。

　たとえば右の2枚のスライドは、それぞれ上から下、左から右へと発表の順番に合わせて情報が配置されています。1枚目は単純な箇条書きで、2枚目のスライドは

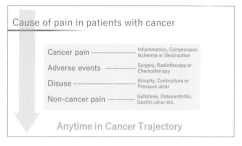

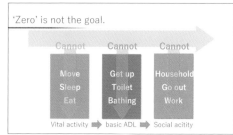

視線の誘導の例

左から右へ、というだけではなく、それぞれのオブジェクトの中で上から下へ、という情報のフローも意識しています。ただしこれを一度に出してしまうとオーディエンスは混乱するため、実際の発表の際にはアニメーションを利用して左から右、上から下、の順番に情報が現れるような配慮をしました。

この原則を忘れてしまいがちなのが表を使って情報を提示する場合で、表の情報をあちこち移動しながら説明するのは、発表者にとってわかりきっていることであって

も、オーディエンスにとっては非常に疲れることです。したがってこの視線の誘導を意識して表を例示することは「わかりやすい！」と言われるための第一歩です。

視線の誘導が右上方向になってしまうことが許容される例外は右肩上がりの折れ線グラフを提示する場合です。この場合は視線がグラフのみに集中されるよう、スライド中のノイズを極力減らす工夫が大事になります（No.78〜80、グラフの作り方の項目を参照）。

---

chapter 06

No.
40

シグナルノイズ比（Signal Noise Rate: SNR）を高める

シグナルとは意味のある情報のことで、ノイズは無意味な情報のことです。SNRはこの比のことで、元は無線通信の用語です。スライドのシグナルを増やし、ノイズを極力減らすことにより伝わりやすさが増します。よいデザインのスライドはSNRが高いことが多いです。わかりやすい言葉があるのにわざわざ複雑な専門用語にしてみたり、全く関係のない写真（子どもやペットの写真なんかもよく見かけます）を貼ってみたり、変なアニメーションを組み込んだりするのはスライドにノイズを増すだ

けです。

SNRが高いスライドを作るためには、一度自分が作ったスライドをよく眺め、そのスライドを通じて真に伝えたいメッセージを抽出します。そのメッセージを伝えるために役立つ情報を残し、不要な情報をそぎ落とすプロセスを丁寧に繰り返します。

「在宅医療に関する国民のニーズ」というスライドを例示します。このスライドで伝えたいことは何でしょうか。黄色い枠で囲まれた中に3点「60％以上の国民が自宅で療養したいと考えている」、「自宅また

は子供・親族の家での介護を希望する人が4割以上いる」、「在宅医療を推進する必要がある」ということが書かれています。前2者は太字、下線が引かれているため、最後の1つに比べて重要な情報のように見えます。しかし、これらは「在宅医療を推進する必要がある」というための根拠となるデータですから、本当に伝えたいことは「在宅医療を推進したい」ということになります。もう少し言うと、「60%以上」と「4割を超えた」もノイズが含まれる表現で、「60%以上」と「40%以上」または「6割を超えた」と「4割を超えた」のように表現を揃えることによって理解のしや

すさが高まります。また、グラフを見てみると、終末期の療養場所に関する希望のデータは過去3回の調査で大きく変化してはいないようです。したがって時系列のデータを提示する必要性は少ないと言えます。グラフの色、凡例などについても改善の余地があり、これらを踏まえて修正すると次頁のスライドのようになりました。元のスライドは配布資料として多くの情報を一度に提示するのには優れていますが、プレゼンテーションとしてストーリーを伝えるためには、情報をかなり絞り込んだ方がわかりやすくなります。

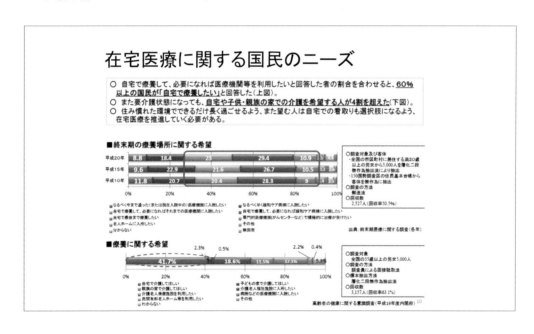

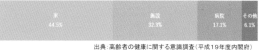

国民は在宅医療の推進を求めている

要介護状態での療養場所に関する希望

家 44.5%	施設 32.3%	病院 17.1%	その他 6.1%

出典:高齢者の健康に関する意識調査(平成19年度内閣府)

国民を対象にした調査によると、要介護状態になったときに家での介護を希望するという回答は4割を超え、終末期に自宅で療養したいという回答は6割を超えていた。

終末期の療養場所に関する希望

自宅 63.3%	病院 27.2%	その他 9.5%

出典:終末期医療に関する調査(平成20年)

住み慣れた環境でできるだけ長く過ごせるよう、また望む人は自宅での看取りも選択肢になるよう、在宅医療を推進していく必要がある。

chapter 01
chapter 02
chapter 03
chapter 04
chapter 05
chapter 06
chapter 07
chapter 08
chapter 09
chapter 10
chapter 11

chapter 06

No. 41 | 箇条書きは3つまで

　人間の短期記憶は7桁以上の数字になると極端に処理能力が落ちるとされており、楽に処理できるのは3つか4つまでというのが定説です。したがって一度に情報を提示する際には3つまでにすると短期記憶に定着しやすくなります。また、「論点は3つです」、「本日は3点話します」のようにあらかじめ言うことで、オーディエンスは話の全体像をイメージしながら話を聞くことができるようになります。スティーブ・ジョブズはプレゼンテーションの中でいつも冒頭にこのテクニックを用いて3つの話をしました。そして、ときに「最後にもう1つ」と言ってサプライズを持ってきたりします。このようなテクニックはぜひ真似すべきでしょう。

No.
42 | スライド枚数制限がない場合は 1スライド1メッセージ

スライドの枚数に制限がなければ、1枚のスライドには1つのメッセージというのが原則です。複数のメッセージを込めるということは複数の情報が1枚の画面に表示されることになります。そうするとオーディエンスは演者の話に集中せずに話題とはそれた情報を見て集中力が散漫になっ

てしまいます。だから話している内容と表示される情報が合致するように、1枚のスライドには1つのメッセージを支持する情報のみを提示します。可能なら、スライドの見出しにそのメッセージを明示するようにするとよりわかりやすくなります。

No.
43 | 最初は1.5～2倍の分量のスライドを作成する

私はシンプルなスライドの作成を強くお勧めします。スライドの見た目が洗練された印象に変化するのでこれはぜひ取り組んでほしいことです。しかしシンプルなスライドの作り方を覚えたばかりのときにやってしまいがちな失敗は、シンプルを意識しすぎて中身が足りないスライドを作ってしまうことです。これを避けるために、最初に求められる分量のスライドの2倍程度

のものを作り、そこから不要なものを削除するプロセスを経て完成版にもっていく工夫をするとよいでしょう。2倍の量というと大変なように感じられるかもしれませんが、逆にこれまでのスライド作りには無駄な情報を盛り込む習慣がこんなにあったのか、ということに気づかされることの方が多いです。

No. 44　文章ではなくセンテンス、センテンスではなくキーワードを用いる

　多めのスライドを作成してこれを選別していく作業の中で、スライドの中の情報も選別します。読み原稿のような文章から修飾語や助詞をできる限り省いてセンテンスにします。センテンスは複数の行にまたがるようであればできるだけ1行の表示にこだわります。センテンスはキーワードにできないか知恵をしぼります。そうやって情報のノイズを削って削って、メッセージをよりシンプルに伝わりやすくするのです。

No. 45　やむを得ず改行する場合、単語の途中での改行を避ける

　これもノイズを減らす方法です。

　下の2つの文はどちらが読みやすいでしょうか？日本人は普通、無意識のうちに文章を分節で区切って読んでいるので、スライドの中で改行をする場合は単語の途中での改行を避け、分節で改行すると読みやすさがずいぶん違います。

本研究はがん患者のクオリティ・オブ・ライフ（QOL）を探索する目的で行った

本研究はがん患者のクオリティ・オ
ブ・ライフ（QOL）を探索する目的で行った

No. 46 ジャンプ率を意識して変化させる

提示する情報を強調する際に、他の情報と対比をする方法がいくつかあります。ジャンプ率とは大きい要素と小さい要素の比率のことです。強調したい情報を大きく、強調する必要がない情報を小さく表示することによりオーディエンスの注意を向けるテクニックがあります。提示する情報を強調するためには、色を変えたり、下線を引いたりすることによって注意を引く方法もあります。Word で作成されるような文書ではこちらの方が便利ですが、スライドでプレゼンテーションを行う場合は文字の大きさによってオーディエンスの注意を引き付ける方法が大変有効です。

たとえば 30% という情報を見せるときに「%」の大きさを様々に変えてみます。

30% 30% 30% 30%

どれが一番見やすいでしょうか？

「%」の持つ情報量は「30」に比べて重みが少なくなります。「30」より小さい方がスライド上では見やすくなることが多いですが、一方で小さすぎると判別するのが難しくなってしまいます。

比較試験の結果を報告するような場合はどうでしょうか？

「arm A vs arm B」という場合、もう少し要素が増えるのでどれを大きくするか、小さくするかで伝わり方が違ってきます。

たとえば「vs」のサイズだけ変えてみます。arm を変えたり、スペースを変えたり、いろいろなやり方がありますので、自分の PC でいろいろ大きさを変えて比較してみてください。

arm A vs arm B

arm A vs arm B

No. 47 「近接」、「類似」、「閉合」、「囲み」で グループ分けする

人間は右図の「近接」、「類似」、「閉合」、「囲み」を同じ1つのグループとして認識します。スライドにもこれを利用することができ、関連する情報はできるだけ近くに集める、色やフォントなど属性をそろえる、記号付けをしてまとめる、背景に囲みを入れる、などの工夫をすることにより認識しやすさを高めることができます。

たとえば右の例では Move/Sleep/Eat、Get up/Toilet/Bathing、Household/Go out/Work はそれぞれ「近接」させたうえで「囲み」のテクニックを用いてグループ化しています。また、「Cannot」をそれぞれのグループの色とそろえることで「類似」のテクニックを用いています。

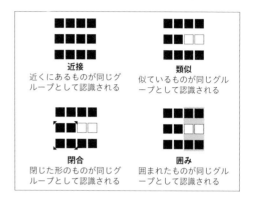

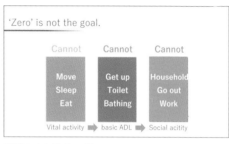

情報のまとめ方の例

No. 48 スライドと別に配布資料を作成する

スライドと文書は根本的に機能が異なります。読み原稿をスライド化したような"slideument"のコピーを配布資料とするくらいなら概要をまとめた1枚の用紙を用意しましょう。演者としては配布資料を作成することは手間がかかることですが、話す内容についてスライド作成よりもさらに高度に言語化する必要が生じるため、より深い理解力が要求されます。つまり演者にとってもより勉強になるのです。

chapter 07
画像、アニメーション

素材を最大限に活かして
見る人の興味を引こう

No. 49 画像の使い方①：裁ち落としで使用する

　裁ち落としとはスライドの端まで余白が ないように画像を配置することです。元は 印刷用語で、仕上がりの紙のサイズよりも 写真等を大きく印刷し、印刷した用紙を裁 断して余白が生じないように加工したこと からこのように呼ばれます。余白はない方 が見栄えがよく、印象的なスライドを作成 することができます。

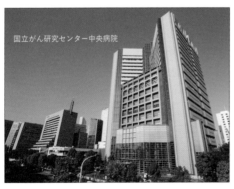 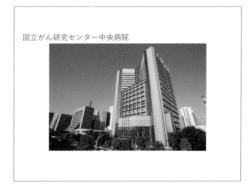

裁ち落としの例
テキストのフォント色が白か黒かという違いと画像の大きさ以外は同じスライド。右より左のスライドの方が印象的 です。

No.
50 画像の使い方②：写真調にして使用する

特にポスター等で親しみやすい印象にするのに有効なテクニックです。写真より一回り大きい白い四角のオブジェクトを用意し、外枠を 0.25pt の黒い線にします。これを写真と縦横の中央揃えにすると完成です。画像を現像して写真にしたような効果が得られます。写真を実際に貼っているように見せるため、この画像に影をつけ、ピンやマスキングテープの素材を使ってピン止めしているような見た目にするとさらにカジュアルな印象を与えることができます。このような素材は役に立つので、私は日ごろからウェブデザインのサイトなどを利用して素材を集めるようにしています。

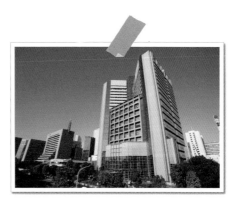

写真調の例
写真の外側に白いフレームを入れると写真のように見える効果が得られます。

No.
51 画像の使い方③：縦横比を固定する

日本人が普段から慣れ親しんでいる比率は 3:2（写真）、4:3（iPad）、16:9（テレビ、スマホ）、16:10（最近のディスプレイ）などです。スライドのグリッドシステムや画像のサイズなど迷ったらこのような比率を利用しましょう。図や画像を右クリックしたときに「図の書式設定」の「サイズ」の設定タブの「縦横比を固定」にチェックを入れたり、画像を選択した状態で「図ツール」→「トリミング」→「縦横比」で任意の縦横比での画像のサイズ変更やトリミングができます。

chapter 01
chapter 02
chapter 03
chapter 04
chapter 05
chapter 06
chapter 07
chapter 08
chapter 09
chapter 10
chapter 11

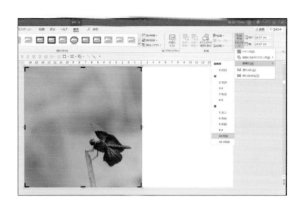

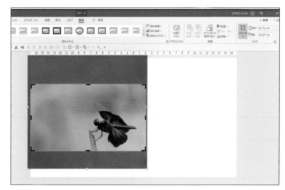

縦横比の変更

No.
52

画像の使い方④：
画像を説明するメッセージの上手な挿入の仕方

画像を裁ち落としで使用すると、画像によっては文字情報を入れるスペースが少ないという問題に直面します。このような場合は、四角オブジェクトを白または黒で塗りつぶし、半透明にしてその上に文字を乗せるテクニックが有効です。たとえば次頁のスライドでは、白または黒で塗りつぶした四角いオブジェクトを作成し、これを右クリック→「図形の書式設定」→「塗りつぶし」→「透明度」として白または黒の塗りつぶしの透明度を変更して半透明な四角オブジェクトを作成しました。その上にテキストを乗せることにより、画像とのマッチングを損なわない程度にテキスト情報をスライド内に提示しています。

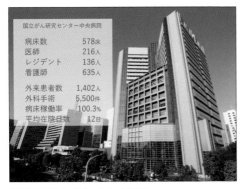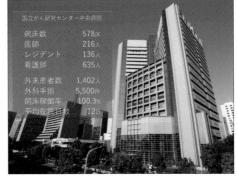

半透明四角オブジェクトの使用
左は四角オブジェクトを半透明白（白の透明度 25%）、右は半透明黒（黒の透明度 60%）で作成し、四角の上にテキストを配置しています。

chapter 07

No. 53　画像の使い方⑤：論文をかっこよく引用する方法

　論文 PDF を開き全画面表示にして acrobat reader で「編集」→「スナップショット」としタイトルページをコピー。これを PowerPoint スライド上にペーストし、画像ファイルとしてスライド上に表示させます。これを右クリックして「図の書式設定」→「塗りつぶしと線（バケツのアイコン）」→「線」→「線（単色）」より色を黒、太さを 0.25pt にします。次に「効果（五角形のアイコン）」→「3D 回転」→「標準スタイル」→「透視造影：右曲

上傾斜」を選択します。3D 回転は他の書式を試してみてもよいでしょう。これに影などを追加して書類や書籍を見栄えよく引用します。

　少し手間が加わりますが、タブレットや PC 画面の画像を持ってきて、液晶部分を切り抜いて中に論文のタイトルページ画像を埋め込み、論文 PDF がタブレットに表示されているような効果を作成するのも面白い方法で、最近の私のお気に入りです。

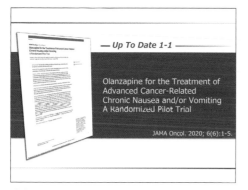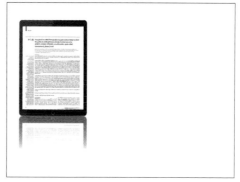

論文引用

こんな感じで論文を引用したらかっこよくないですか？ 私のお気に入りで頻用しています。

No. 54　画像の使い方⑥： ネットの画像を使用する場合は著作権に注意する

　インターネット上で入手した画像やイラストをスライドに掲載したくなることはしばしばあります。画像には著作権、人物が映っている場合は肖像権が発生するため、対外的な場で使用する場合にはこれらに対する注意が必要です。特にアニメや漫画のキャラクターや芸能人の画像は使いたくなってしまいますが一般的に許諾や契約が必要になります。プロのものでなくても、他人のブログやSNSなどネット上から写真をコピーして使用するのも著作権に関するトラブルになる場合があるため、自分で作成した画像を使用するのでなければ、ネット上で著作権フリーと明記されている素材を用いるか、著作権に関してウェブサイトの運営者に問い合わせたり、自分がプレゼンテーションを行う会の運営者に相談する方がよい場合があります。特に外部講演などプレゼンテーションに報酬が発生する場合、Web講演会など動画をインターネット上に配信する場合などインターネット上で入手した素材をスライドに使用するときには事前に慎重な確認を怠らないようにしましょう。

No. 55　画像の使い方⑦：
人物の画像を入れると印象的になる

日ごろから自分、同僚の写真を撮りためておくと後で使いやすく、オーディエンスの興味を引くスライドにしやすいです。（他人の写真を使用する場合は本人から許可を得ること）。

人は意外と人物の画像に強い注意と興味を抱くので、自分や身近な人などの画像をスライドに登場させるのは印象的なプレゼンテーションを行ううえでよい方法です。

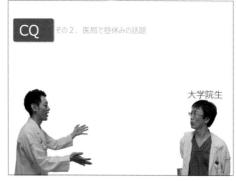

人物の画像を入れたスライドの例

このようなスライドでは人物の間にふきだしのアニメーションを入れて、2人の会話が進んでいくような効果を盛り込むことができます。

No. 56　画像の使い方⑧：「背景の削除」で対象を切り抜く

人物の写真は背景を白にしておくと使いやすくなります。

背景が白でなくても画像を選択した状態で「図ツール」→「背景の削除」で人物を「保持する領域」、背景を「削除する領域」として人物のみを抜き出すことができます。最近のPowerPointはこの効果が非常によくできていて、髪の毛のような細かい部位も上手に切り出してくれます。

背景が煩雑な写真よりは無地の壁のような背景の方がきれいに人物を切り抜けます。

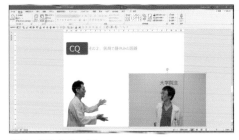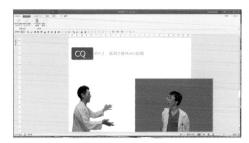

背景の切り抜きの例

左が元画像を選択した状態で、ここから「背景の削除」を行うと削除される領域がマゼンタ色に塗りつぶされます。

No. 57 アニメーションの使い方①：動くアニメーション、画面切り替え効果は原則使わない

対象が画面上を上下左右に動き、オーディエンスの視線が動かされるようなアニメーション・画面切り替え効果はその使用に習熟して意図的に効果的に使用できるようになるまでは用いるべきではありません。

アニメーションや画面切り替えは様々な効果が準備されており、これを使って遊ぶのは発表者側からしたら楽しいことです。しかしオーディエンスにとって、唐突に画面外から何かが飛んできたり、画面全体が回転して次のスライドに行くような仕掛けは話の注意をそらす効果はあっても、集中力を高めたり理解を助けたりすることには決してつながりません。オーディエンスにスライドの内容を先読みされないように、情報を小出しにしたい場合もあります。そ

のような場合、いたずらにアニメーションを使用するのではなく、「開始」の「フェード」またはNo.58に示す「終了」の「ワイプ」の使用にとどめておくのが安全です。まずこれらの効果を使用してみてください。

アニメーションの効果的な方法を学ぶにはYoutubeを見るのもとてもよい方法です。「PowerPoint animation」などで検索して本当にPowerPointだけで作ったのだろうかというようなすごいアニメーションをいくつも見ると、デフォルトで入っているアニメーションをそのまま置くだけのスライドがいかに稚拙な行為なのかがわかります。

No. 58
アニメーションの使い方②：
個数が予測できるように箇条書きを作る

誰かの発表を聞いているときに、メモしておきたい内容を自分のスマホで撮影した経験は誰にもあるのではないでしょうか。

スライドの一部が非表示になっていて、話の進行に伴って少しずつアニメーションを用いて箇条書きを1つずつ明らかにしていくようなやり方があります。このようなスライドを撮影するときに、箇条書きが何個あるのかわからずに、全ての内容が表示される前に撮影してしまい、戸惑っている間に次のスライドへ行ってしまったようなことがありませんか？

アニメーションを上手に使うことにより、オーディエンスのこのようなストレスを軽減することができます。右スライドは私が実際に話したスライドの1例です。箇条書きが現れる範囲に薄いブルーの背景を置き、情報が出現する場所を明らかにしたうえで箇条書きの上に細長い四角形をおいて箇条書きを隠します。四角形には「アニメーション」→「終了」→「ワイプ（左→右）」というアニメーションを1つずつ

設定し、話の進行に合わせて目隠しが1つずつはがれていき、下に隠れた情報が出現するようにしています。ワイドショーでよく用いられるフリップの紙を1枚ずつはがして情報を表示していくのと同じような効果が得られます。

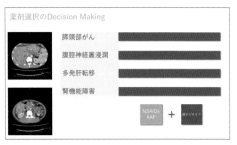

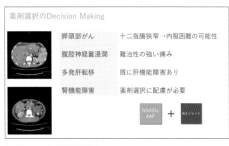

個数が見える箇条書き
箇条書きが配置される領域に薄いブルーの背景を置き、「ここからここまで情報が現れます」がわかるようにしたうえで、箇条書きの上を塗りつぶして見えなくしています。

No. 59 アニメーションの使い方③： 詳細設定でパラメータを変更する

PowerPoint のアニメーションは様々な詳細設定をすることができるようになっています。

アニメーションを選択した状態で「アニメーション」→「効果のオプション」でアニメーションの方向などの設定を変更することができる他に、「アニメーションの詳細設定」でアニメーションの持続時間やアニメーションの効果が発生するタイミングを変更することができます。ここの設定を組み合わせることで、複数のアニメーションが連続するような複雑な設定をすることができます。また、アニメーションウインドウではアニメーションを右クリックして表示される「効果のオプション」にてさらに詳細な設定をすることができます。

たとえば図のように棒状のオブジェクトを2つ作成し、違う色で塗り分けて2つを重ねます。最前面にある四角オブジェクトを「アニメーション」→「終了」→「ワイプ」とし、効果のオプションを左からに設定します。継続時間を3分間とし、「終了」のテキストをこのアニメーションの直後に入れ込むと、即席の3分タイマーができました。継続時間を任意に設定することで任意の時間のタイマーを作成でき、質疑応答や休憩時間をアナウンスするのに便利です。

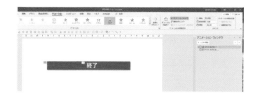

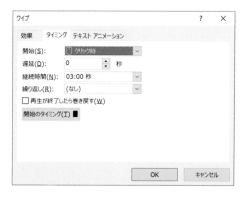

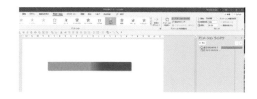

Column　人前であがらずに話すには①：ターゲットを探す

chapter 01
chapter 02
chapter 03
chapter 04
chapter 05
chapter 06
07
chapter 08
chapter 09
chapter 10
chapter 11

　私は昔からひどいあがり症で人前で話をすることが恐怖で仕方ありませんでした。今でも人前で話すときには一定の緊張感を伴います。人前であがらない方法、というのもいろいろ試してみました。その中でも自分に合っていた方法を2つ紹介します。

　1つは「ターゲットを探す」。これはオーディエンスの中で自分に好意的な人を探し、その人に向かって話しかけるように話す方法です。

　慣れないうちは会場にいる知り合いに発表前の時間帯に声をかけ、どこに座っているかを確認します。そして自分の発表のときはその人を見て話します。あがってしまう原因は自分に対して否定的、あるいは攻撃的な人がいて、質疑応答のときに自分が攻撃される恐怖心や、発表が失敗して恥をかく不安にあります。少なくとも知り合いは自分に対して好意的なので、彼（彼女）は自分の味方である、と言い聞かせながら発表します。話しながらドキドキしてきても、その人がにっこりしたりうなずいたりしてくれると自分の気持ちも落ち着きを取り戻します。このやり方に慣れてきたら発表の最初の段階で会場全体を見渡し、機嫌がよさそうな人、よくうなずいてくれる人を探してその人を見つめるようにします。そういう人が前列にいると最高です。

　もう1つは「あがった時に自分がどうなるかを把握し、あがる前に間を取る」です。

　私は話しながら緊張感が高まってくると、呼吸が浅くなって声がうまく出なくなってきます。次にだんだん声が震えて冷や汗をかき、話しながら考えがまとまらなくなります。それ以上話を続けると内容が支離滅裂になってきて、言いたいことを言えなかったり、逆に言わなくてもいいことを言ってしまい、後には後悔だけが残ります。そこで今は自分が人前で話している最中にうまく深い呼吸ができなくなってきたら、「自分の緊張感が高まっているサインだな」と理解し、一度間を取るようにしています。スライドとスライドの間に5秒くらい間をとって深呼吸をしたり、水を飲んだりして自分の気持ちを落ち着かせます。大勢を前にして沈黙をキープするのは勇気がいる行為で、自分が話者のときに3秒黙っているのもずいぶん長い時間のように感じるものです。しかしオーディエンスにとっての3秒は実際にはそれほど長い時間ではなく、5秒の沈黙も問題になることはありません。

chapter 08

No.
60 | スライド上に直接打ち込む

　スライドで表のデータを提示する際は、表を Excel で作成するか、PowerPoint の表作成機能で作成する方が大多数です。私はこのようなやり方を行うことはほとんどなく、発表する表のほとんどを直接打ち込んで作成します。

　このような手間をかける理由は、レイアウトの自由度が高く、スライドやポスターのサイズに合わせて表を入れ込むことができること、特定のデータを強調するために文字の一部を大きくする、別の色にする、背景の一部を塗りつぶすなどの効果を個別に行いやすいことが挙げられます。

	全体 n=175	導入例 n=45	スイッチ例 n=130
年齢 (中央値、範囲)	60(11-85)	59.5(22-84)	60(11-85)
性別 (男/女)	81/94	24/21	57/73
癌種 (n, %)			
頭頸部	10 (5.7)	3 (6.7)	7 (5.4)
消化管	24(13.7)	10(22.2)	14(10.8)
肺	30(17.1)	3 (6.7)	27(20.8)
乳腺	18(10.3)	4 (8.9)	14(10.8)
肝胆膵	26(14.9)	8 (17.8)	18(13.8)
泌尿器	10 (5.7)	2 (4.4)	8 (6.2)
婦人科	13 (7.4)	2 (4.4)	11 (8.5)
血液	8 (4.6)	1 (2.2)	7 (5.4)
皮膚	8 (4.6)	3 (6.7)	5 (3.8)
軟部組織	14 (8.0)	2 (4.4)	12 (9.2)
その他	14 (8.0)	7 (15.6)	7 (5.4)
治療セッティング (根治/緩和)	28/147	4/41	24/106
併用治療 (薬物療法/放射線/BSC/その他)	89/31/26/29	30/8/2/5	59/23/24/24

作成した表の例
オブジェクトを選択するとわかるように全て打ち込みで作成しています。

No.

61 グループ化、横整列、グループ化、縦整列

　数字を１つずつ入力して表を作るのは地道な作業の反復です。データや数値を用意して、行や列に適当に並べた後は、行のデータを選択して「下揃え（または中央揃え）」、列のデータを選択して「右揃え（または小数点などで揃える）」、行や列のデータをグループ化して「上下 / 左右に整列」

を反復します。ツールバーをカスタマイズして（No.6 参照）ショートカットを作業エリアに表示しておくとこの作業が素早くできるようになります。使用するマウスやキーボードにこのショートカットを割り当てる機能があれば、それも作業の効率化に役立ちます。

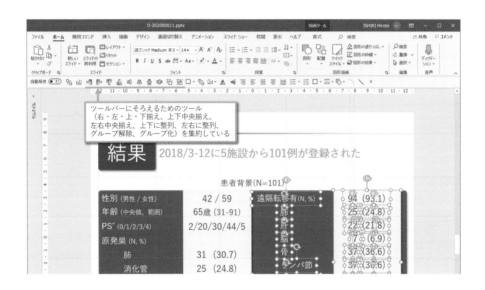

ツールバーにそろえるためのツール（右・左・上・下揃え、上下中央揃え、左右中央揃え、上下に整列、左右に整列、グループ解除、グループ化）を集約している

No.

62 口演とポスターでは表の作り方が異なる

　自分がオーディエンスの立場で、研究発表のプレゼンテーションを聞く場面を思い

出してみてください。たとえば結果を説明しているときに、次のような有害事象の一

覧の表が出てきたとします。

「口内炎は 66％の症例に認められ、皮膚炎は 5 例にグレード 1 が認められたが、グレード 3 以上のものは認められませんでした」というような内容を、表を指し示しながら演者が説明するのを聞いたことがあるでしょう。表の中の数字を目で追いかけて探しきれないうちに話が進んでしまい、スライドが次に行ってしまう、という

経験はないでしょうか。

口演でデータを提示する場合には、限られた時間の中で、オーディエンスが情報をぱっと見つけられるようにする工夫が必要であり、一方、ポスターでデータを表の形式で提示する場合には、データをじっくり眺めたり、比較検討したりすることができるように口演スライドよりは詳細な情報提示を心掛けることが望ましいです。

【有害事象】						
	Gr.1	Gr.2	Gr.3	Gr.4	%Gr.3<	%Gr.4
白血球	1	3	1	0		0%
好中球	2	1	1	0		0%
ヘモグロビン	1	4	0	1		0%
血小板	3	1	0	0		0%
口内炎/粘膜炎（診察）	0	2	4	0	66%	
口内炎/粘膜炎（症状）	0	2	4	0	66%	
悪心・嘔吐	0	0	2	0	33%	
発熱性好中球減少	0	0	0	0	0%	
皮膚炎	5	1	0	0	0%	
食欲不振	2	1	2	0	33%	
クレアチニン	3	1	0	0	0%	
治療関連死亡：0例						

No. 63 間隔をあけてグループを見せる

次頁の 4 つの表を比べてみてください。

いずれも同じ情報、3 つのグループの背景を示しています。2 番目（右上）の表は 1 番目（左上）の表から点線を除いたもの、3 番目（左下）は、「癌腫」の情報を上下の情報と少し間隔をあけて表示したものです。4 番目（右下）の表は「全体」、「導入例」、「スイッチ例」の 3 つの群の間隔を狭めたものです。

1 番目と 2 番目の表の違いは「閉合」

（No.47 参照）の効果の違いです。1，2，3 番目を比較すると、この表で患者背景の情報を提示する場合には間隔をあける（「近接」のテクニック）よりは閉合のテクニックの方が効果が大きいように感じられます。一方、4 番目を見てみると、群間の情報提示には間隔をあける方が情報を把握しやすいことがわかります。

　このように、表を作成した後も、様々なパラメータを並べ替えたり、間隔を少しずつ変えてみたりして表が見やすくなる工夫を発表まで重ねます。

	全体 n=175	導入例 n=45	スイッチ例 n=130
年齢 (中央値、範囲)	60(11-85)	59.5(22-84)	60(11-85)
性別 (男/女)	81/94	24/21	57/73
癌腫 (n, %)			
頭頸部	10 (5.7)	3 (6.7)	7 (5.4)
消化管	24(13.7)	10(22.2)	14(10.8)
肺	30(17.1)	3 (6.7)	27(20.8)
乳腺	18(10.3)	4 (8.9)	14(10.8)
肝胆膵	26(14.9)	8 (17.8)	18(13.8)
泌尿器	10 (5.7)	2 (4.4)	8 (6.2)
婦人科	13 (7.4)	2 (4.4)	11 (8.5)
血液	8 (4.6)	1 (2.2)	7 (5.4)
皮膚	8 (4.6)	3 (6.7)	5 (3.8)
軟部組織	14 (8.0)	2 (4.4)	12 (9.2)
その他	14 (8.0)	7 (15.6)	7 (5.4)
治療セッティング (根治/緩和)	28/147	4/41	24/106
併用治療 (薬物療法/放射線/BSC/その他)	89/31/26/29	30/8/2/5	59/23/24/24

	全体 n=175	導入例 n=45	スイッチ例 n=130
年齢 (中央値、範囲)	60(11-85)	59.5(22-84)	60(11-85)
性別 (男/女)	81/94	24/21	57/73
癌腫 (n, %)			
頭頸部	10 (5.7)	3 (6.7)	7 (5.4)
消化管	24(13.7)	10(22.2)	14(10.8)
肺	30(17.1)	3 (6.7)	27(20.8)
乳腺	18(10.3)	4 (8.9)	14(10.8)
肝胆膵	26(14.9)	8 (17.8)	18(13.8)
泌尿器	10 (5.7)	2 (4.4)	8 (6.2)
婦人科	13 (7.4)	2 (4.4)	11 (8.5)
血液	8 (4.6)	1 (2.2)	7 (5.4)
皮膚	8 (4.6)	3 (6.7)	5 (3.8)
軟部組織	14 (8.0)	2 (4.4)	12 (9.2)
その他	14 (8.0)	7 (15.6)	7 (5.4)
治療セッティング (根治/緩和)	28/147	4/41	24/106
併用治療 (薬物療法/放射線/BSC/その他)	89/31/26/29	30/8/2/5	59/23/24/24

	全体 n=175	導入例 n=45	スイッチ例 n=130
年齢 (中央値、範囲)	60(11-85)	59.5(22-84)	60(11-85)
性別 (男/女)	81/94	24/21	57/73
癌腫 (n, %)			
頭頸部	10 (5.7)	3 (6.7)	7 (5.4)
消化管	24(13.7)	10(22.2)	14(10.8)
肺	30(17.1)	3 (6.7)	27(20.8)
乳腺	18(10.3)	4 (8.9)	14(10.8)
肝胆膵	26(14.9)	8 (17.8)	18(13.8)
泌尿器	10 (5.7)	2 (4.4)	8 (6.2)
婦人科	13 (7.4)	2 (4.4)	11 (8.5)
血液	8 (4.6)	1 (2.2)	7 (5.4)
皮膚	8 (4.6)	3 (6.7)	5 (3.8)
軟部組織	14 (8.0)	2 (4.4)	12 (9.2)
その他	14 (8.0)	7 (15.6)	7 (5.4)
治療セッティング (根治/緩和)	28/147	4/41	24/106
併用治療 (薬物療法/放射線/BSC/その他)	89/31/26/29	30/8/2/5	59/23/24/24

	全体 n=175	導入例 n=45	スイッチ例 n=130
年齢 (中央値、範囲)	60(11-85)	59.5(22-84)	60(11-85)
性別 (男/女)	81/94	24/21	57/73
癌腫 (n, %)			
頭頸部	10 (5.7)	3 (6.7)	7 (5.4)
消化管	24(13.7)	10(22.2)	14(10.8)
肺	30(17.1)	3 (6.7)	27(20.8)
乳腺	18(10.3)	4 (8.9)	14(10.8)
肝胆膵	26(14.9)	8 (17.8)	18(13.8)
泌尿器	10 (5.7)	2 (4.4)	8 (6.2)
婦人科	13 (7.4)	2 (4.4)	11 (8.5)
血液	8 (4.6)	1 (2.2)	7 (5.4)
皮膚	8 (4.6)	3 (6.7)	5 (3.8)
軟部組織	14 (8.0)	2 (4.4)	12 (9.2)
その他	14 (8.0)	7 (15.6)	7 (5.4)
治療セッティング (根治/緩和)	28/147	4/41	24/106
併用治療 (薬物療法/放射線/BSC/その他)	89/31/26/29	30/8/2/5	59/23/24/24

表の見え方の違い
少しの差異でずいぶん印象が違いませんでしょうか。

No. 64 背景色で塗り分ける

さきほどの表のグループを下のように見せることもできます。これも「閉合」のテクニックを用いた見せ方です。この表では癌腫の情報の背景を、文字色の90％の透明度で塗りつぶした四角いオブジェクトを背景に置くことによって上下の情報と区別しています。点線で分けるのとも見え方が違いませんでしょうか？

表の背景を行ごとに塗り分ける方法もあります。これは横方向の視線の動きを助けるので、同じ行の情報を読み取りやすくなります。

	全体 n=175	導入例 n=45	スイッチ例 n=130
年齢 （中央値、範囲）	60(11-85)	59.5(22-84)	60(11-85)
性別 （男/女）	81/94	24/21	57/73
癌腫 (n, %)			
頭頸部	10 (5.7)	3 (6.7)	7 (5.4)
消化管	24(13.7)	10(22.2)	14(10.8)
肺	30(17.1)	3 (6.7)	27(20.8)
乳腺	18(10.3)	4 (8.9)	14(10.8)
肝胆膵	26(14.9)	8 (17.8)	18(13.8)
泌尿器	10 (5.7)	2 (4.4)	8 (6.2)
婦人科	13 (7.4)	2 (4.4)	11 (8.5)
血液	8 (4.6)	1 (2.2)	7 (5.4)
皮膚	8 (4.6)	3 (6.7)	5 (3.8)
軟部組織	14 (8.0)	2 (4.4)	12 (9.2)
その他	14 (8.0)	7 (15.6)	7 (5.4)
治療セッティング （根治/緩和）	28/147	4/41	24/106
併用治療 （薬物療法/放射線/BSC/その他）	89/31/26/29	30/8/2/5	59/23/24/24

背景色で塗り分けた場合
塗り分けた部分が強調されて見えます。

	OR for SC(95% CI)	P value
Age	1.09 (0.98-1.21)	.12
Sex	4.08 (0.32-52.5)	.28
PS3,4	**0.008 (0-0.39)**	**.015**
Pancreas	1.4 (0.14-13.8)	.77
Breast	0.08 (0.002-3.67)	.19
CVP	**49.78 (1.26-1972)**	**.037**

行ごとに背景色を塗り分けた例

No. 65 ジャンプ率を高めてシグナルを高める

　表の情報の中に単位が含まれる場合はジャンプ率を高めることによって、伝えたいシグナルを強調することができます。

　たとえば下の図左のスライドでは、数字を 44pt, 単位（m, Gy, %）を 24pt と他のフォントよりも小さくすることによってよ

り伝えたい情報である数字を強調するような意図があります。右のスライドではそれぞれの単位を数字と同じサイズにしてみました。見やすさや伝わり方がずいぶん違うように感じられます。

Differences Between The Two		
22931		9501
60m	Follow	46m
91%	66Gy RT	13%
More HP OP 30%, HP 20%	Site	More OP OP 42%, HP 10%
57%	N2-3	94%

Differences Between The Two		
22931		9501
60m	Follow	46m
91%	66Gy RT	13%
More HP OP 30%, HP 20%	Site	More OP OP 42%, HP 10%
57%	N2-3	94%

単位のジャンプ率を変更した例
左は単位のフォントサイズを小さくしている。右のように数値と単位のフォントサイズが同じだとスライド全体がビジーな印象になる。

No. 66 オーディエンスが他を見ないように データを塗り分ける

　表は「見る」ものではなく「読む」ものです。スライドはどちらかというと読ませるものではなく見せる手段であることが多く、どちらかというと表を読んだ解釈をス

ライドで提示するようにした方がよいのですが、学会発表の時など表を提示しないわけにはいかない場面は少なくありません。このような場合は話の流れに沿って表を塗

り分ける、オーディエンスの注意を引くように見せたいデータの色や太さ、ジャンプ率を変えるなどの工夫が必要になってきます。表全体を一度提示した後に、自分が話す内容のデータ部分だけを濃色で、それ以外の部分を薄いグレーにしてオーディエンスがデータを見ながら話しについて来られるように視線を誘導し、中でも重要な情報を強調色を用いて目を引くようにすると、オーディエンスは迷子にならず、理解を深めることができるでしょう。

No. 67 数値は右揃え、小数点揃え

　私たちが提示するデータは多くの場合小数点以下を含みます。よくある失敗が、表計算ソフトや統計ソフトから計算された数値をそのまま用いるやり方です。生のデータは有効数字や桁数が様々なものを含みます。有効数字をそろえる、小数点以下の数字をそろえるといったデータの処理をまず行いましょう。

　次に表でデータを提示する場合は、数値を左揃えや中央揃えにするととても見づらいです。整数の場合は右揃え、少数を含む場合は小数点揃えにしたうえで小数点以下の桁数をできるだけ揃えるようデータを整理します。

左揃え	中央揃え	右揃え	桁＋小数点揃え
P値	P値	P値	P値
0.190	0.190	0.190	0.19
0.02	0.02	0.02	0.02
0.00001	0.00001	0.00001	>0.01
0.78	0.78	0.78	0.78
0.5679	0.5679	0.57	0.57

様々な揃え方の表
P値は必ず小数になるので左揃えは小数点が揃ってそれなりに統一感があります。多くの場合は小数点以下の桁数を揃えておいて小数点の位置を揃えると最も見やすくなります。P値の場合は例のように差し支えない範囲で>0.01のような表現にする工夫も可能です。

chapter 01
chapter 02
chapter 03
chapter 04
chapter 05
chapter 06
chapter 07
08
chapter 09
chapter 10
chapter 11

chapter 08

No.
68 | 注意すべき単位「m²」

治療薬の投与量や投与方法に関するプレゼンテーションを行う際には単位を表記することが多いです。特に抗がん薬の投与量の記載には体表面積をよく用います。体表面積は「m²」と表記しますが、これをスライド上で表現する場合、よく見かけるのは下記の3パターンです。

$$m2 \qquad m^2 \qquad m^2$$

違いがわかりますか？

1つ目はアルファベットのmと数字の2をそのまま並べただけのもの。2つ目は数字の2を上付きにしたもの。3つ目は外字です。「へいべい」などを変換すると出てくる文字です。スライドのように大きなフォントで表示すると、これらを使用したときのマッチングが気になる場合があります。

$$1.7m2 \qquad 1.7m^2 \qquad 1.7\,m^2$$

MS Pゴシックで表示したものが上記です。私は2番目が一番収まりがいいと感じますがいかがでしょうか。

「上付き」は文字を選択して右クリック→「フォント」で設定することができます。文字を選択した状態で「**Ctrl + Shift + ＋**」のショートカットでも設定ができます。

chapter 09

グラフの作り方

何を伝えたいか考えてノイズ
を減らしていこう

No. 69 円グラフと棒グラフの性質を理解する

グラフは原則として、数値を可視化して比較するために用います。

人間の目は、面積より長さ、円弧より直線の長さと傾きの判別能力が高くできています。たとえば下の図で長い棒と短い棒の長さの比は1:4です。また、大小の四角形、大小の円はいずれも面積比が1:4で

す。短い棒の長さは長い棒の長さのだいたい4分の1と言える人はいても、小さい四角や円の大きさが大きいものの4分の1と3分の1のどちらが近いかを判別できる人は少ないでしょう。

次の図を見てください。棒グラフと円グラフはいずれも青、赤、緑の順に40、

長さや面積の比較
どれも小さいのと大きいものの比は1：4です。

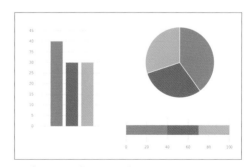

棒グラフと円グラフの比較
青、赤、緑のどれが一番大きいかをより容易に判別できるのはどれでしょうか。

30、30 という数値を表しています。縦棒グラフや積み上げ横棒グラフは青が一番大きい値であることだけではなく、赤と緑が同じ数値であることまで瞬時に判別できますが、円グラフではどの色が一番大きいかを判別することも困難です。

　円グラフは「割合」を示すために使用するグラフです。したがって円グラフ内の割合を比較する機能はありますが、このように微妙な差を読み取ることは困難です。また、複数の円グラフ間の絶対数の比較をすることはできません。円グラフの割合を示す機能は、たとえば積み上げ棒グラフを作成することによって棒グラフでも表現が可能です。こうすることにより割合の微妙な差を円弧で表示するよりは読み取りやすくなり、また、積み上げ棒グラフを並べることによって絶対数の比較も可能になります。こうなると原則として円グラフは使用しないというルールにしてもよいくらいで、もし使用する場合は、説明しようとするデータのうち大多数がそうだった、というように「大多数」という言葉を支持するような文脈か、あるいは全体の「おおよそ半々」がこうだった、といった文脈で用いる程度にとどめるのが無難です。

No.
70 | 項目の説明を視線の流れに合わせる

　棒グラフの項目名を斜めにしたり、回転させて表示したものをときどき目にします（次頁図上段）。これは見る側にとって読みづらくとてもストレスになります。

　日本語は縦書きができる言語なので、図下段のように項目を縦書きにするか、項目名が英語など縦書きが困難な場合は横棒グラフにするとずっと見やすくなります。

　横棒グラフは特にお勧めで、項目を見た後そのまま視線を右に動かすとデータを見ることができます。縦棒グラフは項目を見るのに視線を下ろし、その次にグラフの棒を見るために視線を上にあげるため、横棒グラフに比べると視線の動きに無駄が発生します。

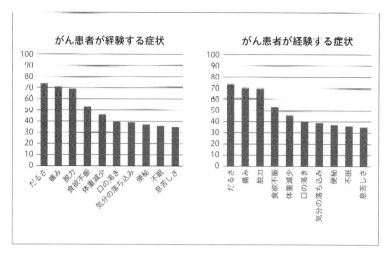

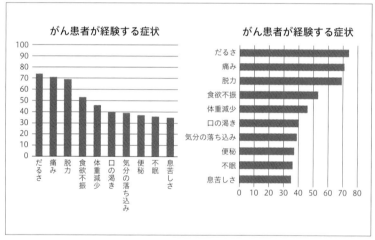

棒グラフの項目説明の仕方
上段は見づらい表現の例、下段は見やすくなるように工夫した例。

No. 71 | 立体化しない

　PowerPoint や Excel には様々なグラフ装飾機能が搭載されており、出来上がったグラフに効果を施すのは楽しいものです。

しかしことグラフの使用に関してはマイナスの効果しか与えないので絶対に使用してはいけません。

右図は先ほどと同様に青、赤、緑の順に40、30、30の数値を棒グラフと円グラフにし、3D効果をかけたものです。棒グラフでは青と赤、緑との差が不明瞭になるばかりではなく、赤と緑を比較すると緑の方が大きいようにも見えてしまいます。円グラフには手前側が大きく引き伸ばされ、赤の数値が一番大きいようにも見えます。積み上げ棒グラフでは手前側の緑が大きく見えます。グラフの目的が数値の比較であることを鑑みると、このような効果は害にし

かならないことがよくわかるでしょう。

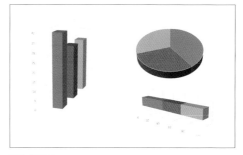

3Dグラフ
数値があいまいになってしまうので絶対に使用してはいけません。

chapter 09

No.
72

まず全てをグレーで塗りつぶしてから始めるとうまくいく

プレゼンテーションのためにグラフを使用する場合、Excelなどでグラフを作成すると色が自動的に塗り分けされます。ひと手間増えてしまうのですが、そのまま使用するよりも、まず全ての要素をグレーで塗りつぶしてしまいましょう。その次にこのグラフから一番伝えたいことを考え、一番伝えたいデータから順に色を塗るようにします。

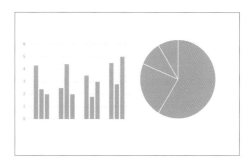

グレーで塗りつぶしたグラフ
この中でどのデータを最も伝えたいか、モノトーンのグラフとにらめっこしながら考えます。

No. 73 色は2色までにすると伝わりやすい

ポスター会場には「がっかりな色」のグラフがあふれています。下の左図の色使いはおなじみではありませんか？Excelで作ったときに自動的に塗り分けられる色のグラフです。これにひと手間かけるだけでぐっと印象的なグラフになります。たとえば、右のグラフは左のグラフを一度全てグレーに塗りつぶしたうえで、特定の1つだけをオレンジに塗り分けたものです。

グラフは数字のデータから読み取れることを伝えやすくするために用いられます。したがって、このグラフを使うことにより、どのようなことを伝えるかをまず明確にし、ストーリーに基づいて色を振り分けていく方がうまくいきやすいです。色は3色以上になると伝えるべきストーリーが複雑になってしまいます。そのため伝えたい項目にしぼった1色を用いることによりストーリーが伝わりやすくなるだけでなく、上品な印象を与えることもできます。

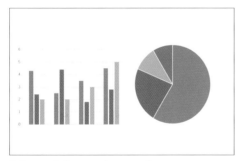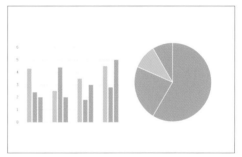

「がっかりな色」と2色のみのグラフ
上のグラフは色以外同じグラフです。どちらがおしゃれかは一目瞭然です。

No. 74 Likert scale をグラデーションで塗り分ける

Likert scaleはアンケート調査などで用いられる「大変良い」、「良い」、「どちらで もない」、「悪い」、「大変悪い」のように段階を分けて回答してもらう調査方法です。

このように段階的に変化する数値について説明する場合、それぞれの回答を別の色で塗り分けるよりは色が段階的に変化するグラデーション塗り分けた方が直感的に理解しやすくなります。モノトーンのグラデーションは最近のインフォグラフィックス表現での流行りではあるので、理解を助けることに加えて、今っぽい印象を与えることもできるかもしれません。

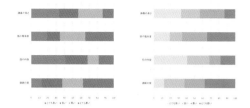

Likert scale を塗り分けた例
「大変良い」、「良い」、「悪い」、「大変悪い」という評価の順序と、塗り分けている色である青、赤、緑、紫には関連性がありません。これを色の濃さや明るさで順序付けることにより、情報の順序との関連性が生まれてグラフが読み取りやすくなります。

chapter
01

chapter
02

chapter
03

chapter
04

chapter
05

chapter
06

chapter
07

chapter
08

chapter
09

chapter
10

chapter
11

chapter 09

No. 75 ポジティブな内容を明・暖色、ネガティブな内容を暗・寒色のグラデーションで塗る

一般的に、ポジティブな情報は明るい色、暖色で、ネガティブな情報は暗い色、寒色で表現されることが多いです。グラフの表現もこれを利用することによって色で情報の性質を伝える工夫が可能です。

右図のグラフをぱっと見たときに、右側のグラフは落ち着いた印象を与えることができますが、講義が良かったと感じた人と悪かったと感じる人が一目瞭然でわかるのは左側のグラフではないでしょうか。モノトーンの色彩のグラフも決して悪くはない

ので、どのような色でグラフを表現するのかは発表する目的や対象集団によっても変わってきます。

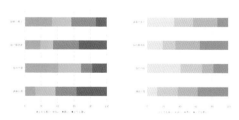

グラフを暖色と寒色で塗り分ける
「良い」と「悪い」はぱっと見てどのくらいか暖色と寒色で塗り分けた方がわかりやすくなります。

No. 76 　伝えたい内容に沿って強調色を使用する

　モノトーンのグラフの中で、話の流れに応じてグラフの色の塗分けを変化させるのもストーリーを伝えるうえで有効です。

　右図の左側のグラフを出しておいて、話の途中で「とても良いと回答した人はこのくらいいました」という内容に言及するときに右側のグラフに切り替えるというような具合です。モノトーンのグラデーション

で塗り分けた中に強調色を入れるとオーディエンスの視線はそこに強く誘導されます。

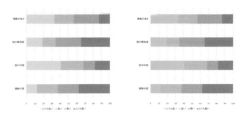

強調色を利用したグラフ
右のグラフではオレンジ色に目が引き付けられます。

No. 77 　伝えたい内容に沿って順番を並べ替える

　右図の講義終了後のアンケートについて、左側のグラフがアンケートの質問の順番に作成したグラフだったとしましょう。アンケートの質問順のものを、「とても良い」が多い順に並べ替えたのが右のグラフにです。こちらは「今回の講義は話の内容と長さは適切だったが、話の難易度と講師については次回の課題である」というような考察がしやすくなります。

　順番の並べ替えには「多い順」、「少ない順」の他に「時系列」、「五十音順」、「アルファベット順」、「データの属性順（年齢な

ど）」などの方法があり、このようなルールに沿ってデータが並んでいることがわかると見る側もそれに従ってデータを解釈しやすくなります。

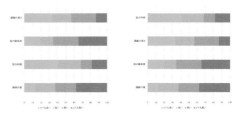

グラフの並べ替え
「とても良い」の多い順に並べ替えました。

No.
78 グラフのノイズを減らす①：枠線を消去する

　ここからはグラフをシンプルかつわかりやすくしていきます。Excel でグラフを作成すると右図の左側のようなグラフがまず生成されます。見せるグラフを作るときにはここからどれだけ無駄な情報を引き算していくかが大事になってきます。まずはグラフの周囲に張り巡らされた余計な線を削除します。凡例やグラフを囲む線です。そ

してこれまでの記載通りにグラフをモノトーンで塗り分けました。

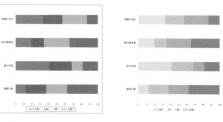

枠線を消去

No.
79 グラフのノイズを減らす②：凡例を消す

　凡例は一見便利なようですが、項目が増えるほど、グラフエリアと凡例を視線が行き来する回数が増え、理解を妨げます。

　左のグラフ下にある凡例を右のグラフで

は削除し、代わりに塗り分けた色の説明を棒グラフの上に記載しました。このようにすることで視線が往復する距離はずっと短くなり、受け手のストレスが軽減します。

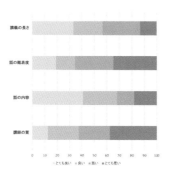

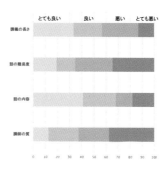

凡例の消去

No. 80 グラフのノイズを減らす③： グラフ上に数値を配置する

縦軸や横軸とプロットされたグラフを視線が行き来するのも減らすことができれば受け手のストレスが減ります。

右図では％を示す罫線と数値を削除し、棒グラフ上に数値を記載するようにしました。罫線が削除されたことでノイズがさらに減り、数値を載せることで項目と数値が一目でつながりやすくなりました。ただし数値を載せるのは項目の数やプレゼンテーションの内容によってはノイズが増える効果を与える場合もあるため、その効果をよく考えなければなりません。

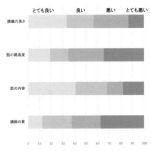
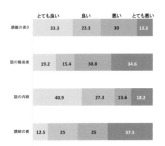

罫線を削除して数値を載せる

No. 81 折れ線グラフの線を太くする

Excel などで作った折れ線グラフは最初線が非常に細く出力されます。このままでは見づらいため、折れ線を太くするだけで見やすさがまるで違ってきます。少しの工夫で済むのでぜひ取り入れたい方法です。

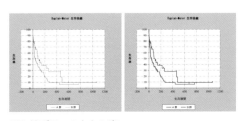

折れ線グラフの太さの違い
統計ソフトで出力したカプランマイヤー曲線が左です。折れ線は 1pt の太さだったので、これを 2.5pt にしたのが右です。遠くからでもはっきりわかるようになりました。

chapter 01
chapter 02
chapter 03
chapter 04
chapter 05
chapter 06
chapter 07
chapter 08
chapter 09
chapter 10
chapter 11

Column　人前であがらずに話すには②：練習練習また練習

　何千人、ときに何万人もの人を前にしてスピーチをする人はどうしてあがらないのでしょうか？

　スティーブ・ジョブズはアップルの元 CEO で、彼のプレゼンテーションの一言一言が世界中の人々を熱狂させるような、稀代のプレゼンターでした。今でも YouTube で彼のプレゼンテーションやスピーチを見ることができます。ジョブズがいた時代から少し年月が過ぎ、彼が紹介していた新製品よりも現在のアップルの製品の方が高性能なのかもしれません。しかし今でも彼が紹介する当時の新製品はとてもクールで素晴らしいものに見えます。彼はどうやってプレゼンテーションを準備していたのでしょうか？

　そのヒントが巻末の参考資料（p.89）にも挙げた「スティーブ・ジョブズ驚異のプレゼン - 人々を惹きつける 18 の法則（日経 BP）」に明かされています。彼は元々プレゼンテーションの能力が高い方だったようです。しかし天賦の才能があったから名プレゼンターになりえたということではなく、プレゼンテーションをより魅力的なものにし続けるための努力を 30 年にもわたり欠かさなかったことが成功の秘訣でした。実際、ジョブズがプレゼンテーションをする際には、たとえ短時間のプレゼンテーションであっても何百時間もの準備時間を要し、リハーサルにも数日かかったそうです。そうやってジョブズ自身が完璧なプレゼンテーションをできると納得したうえでのあのスピーチということです。

　翻って私たちはどうでしょうか？ 彼ほどの才能はおそらくないし、彼ほど人前で話す機会も多くないでしょう。一方で発表において彼ほどの準備をしていると言えるのでしょうか？ この本を読んで私は練習不足を痛感し、もっともっと事前の準備と練習をしっかりしようと決意しました。事前に十分に練習をすると発表に対する不安が減り、本番でも自信を持って話せる＝あがりにくくなります。練習が足りないと予想外のことが起こったり、それに対処できなかったりで不安が高まりあがってしまいます。とても地味で地道ですが、人前であがらない秘訣、それは練習練習また練習、に勝るものはないのです。

10

ポスターの作り方

見る側の視点に立つことが
重要

No.
82　ポスター会場をシミュレーションする①：ポスター

　ポスター会場は通常広いホールにポスターを貼るボードが並び、オーディエンスはホールを歩いて移動しながらポスターを閲覧します。特定のポスターの前で立ち止まるまでのオーディエンスの行動を想像してみましょう。

　①抄録集や学会プログラムで特定のテーマの発表時間帯を見て会場へ足を運ぶ。

　②抄録集で演題タイトルや抄録を眺めて発表内容まで把握したうえでその演題の発表時間帯を見て会場へ足を運ぶ。

　①の場合は会場の入り口から出口までポスターが掲示されている中をポスターを眺めながら歩き回ります。②の場合は目的のポスターを探してまずはその演題の場所まで行くでしょう。ポスターのオーディエン

スがオーラルやeポスターと異なるのは、①の中で演題に興味がない人もポスターの内容によっては足を止めて見てもらえる可能性が高まるということにあります。そのため、①の人を立ち止まらせるような工夫、および②の人が欲しい情報を手短に伝える工夫がそれぞれ必要です。前者はできるだけ伝えたい端的な内容を一番目立つところに目立つ色使いで配置すること、後者は見たいものを見たい順番にストレスなく見られるようにする工夫です。第三者がポスターと見るとき、多くの人は演題名→メインの結果→結論と見た後に方法やその他の結果、考察を見ます。したがってこれらの情報に優先順位をつけてポスターへ配置していきます。

No. 83 ポスター会場をシミュレーションする②：eポスター

eポスター会場は通常会場の一角にiPadなどタブレット端末またはPC端末が並べられ、オーディエンスは端末を操作してeポスターを回覧します。最近は学会のウェブサイトやアプリからアクセス可能なものもあります。この他に大きなディスプレイに電子媒体のポスターを表示し、紙ポスターの場合のようにディスプレイの前でプレゼンテーションをする場合もありますが、これはオーラル発表または紙ポスターの発表の方法に準じます。eポスター発表の際のオーディエンスの行動は下記のようになります。

①抄録集または学会ウェブサイトで演題を検索し、eポスター会場で端末を操作して演題を探す。

②ポスター会場で端末を操作し、カテゴリを探って演題一覧から特定の演題を選択する。

③ポスター会場で端末を操作し、特定のキーワードで演題を検索して選択する。

ポスターと異なるのは、演題を検索して閲覧するという行為です。そのためオーラ

ル、ポスターに比べてより発表内容に興味がある人がeポスターを閲覧する可能性が高くなります。eポスターの作り方は、紙のポスターと同じように1枚の大きなスライドに全ての発表を盛り込む方法と、オーラルの発表と同じように10枚程度のスライドをPDFなどのフォーマットでアップロードする方法とがあります。最近の学会では後者が多いようです。eポスターは見たいところをマウスで操作したり、タブレット画面をフリック操作してスライドを進めたり、ときにはスワイプで画面を拡大縮小して閲覧する点がオーラルプレゼンテーション、ポスターと異なるユニークな点です。スライド形式のeポスターは説明的な見出しを画面上部に配置し、見出しで興味を引きつつ内容の詳細を画面下部に配置するようなT字型の視線誘導を意識して作成するのが効果的です。また、オーディエンスがスライドを読み込む時間に制限がありませんので、オーラルプレゼンテーションのスライドよりも説明を多めに加えてビジー目な内容にすることはオーディエンスの理解を深めるために許容されます。

No. 84 ポスターでまず目にするところはどこか？

ポスター会場ではオーディエンスがポスターの中でどこに着目するかを考えてみましょう。

興味がある演題であればタイトル→メインの結果→結論→方法のような順番、会場でたまたま足を止めるようなポスター演題であればメインの結果やインパクトのある画像から入るか、またはポスター全体の構成の美しさでしょうか。したがって、このようなオーディエンスがまず目にするだろう／まず見てほしい情報はポスターの中でもオーディエンスが立った時の視線の高さに近い位置に集中して配置する必要があります。日本人の平均身長は男性が約170cm、女性が約155cmですので、ポスターを貼付したときに床から120cmから150cmくらいの高さには特に気を付けて重要な情報を集めるようにします。日本国内の学会において、ポスターは高さ180cm幅90cmのポスターを高さ210cmのパネルに床から30cmの高さをあけて貼付するような形式が多数です。図のグレーで示した範囲を見れば発表の内容が大体把握できると言えるくらいに重要な

情報を配置するとよいでしょう。

一方、足元はしゃがまないと見えない場所ですので、重要度の低い情報をできる限り下方に集約します。たとえばCOI開示、参考文献、略語などの情報がこれにあたります。ポスターの上から順番に「背景」、「方法」、「結果」、「考察」、「結論」と配置することは、「考察」や「結論」のような重要な情報をしゃがんで見なければならなくなるため、やってはいけません。

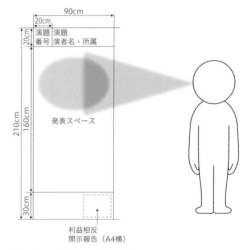

ポスターの高さのイメージ
このように人が立って正面を見るときに視界に入る場所は特に重要で、ここに大切な情報を集約する。

chapter 10

No.

85 | まず紙より始めよ

ポスターの作成は PowerPoint を開く前に紙にイメージスケッチを書く作業から始まります。スケッチには方眼ノートがあると便利です。抄録、背景、方法、結果、考察、結論、引用文献、図表の情報を用意して、方眼のノートに正しい縮尺でポスターの下書きをします。構図を複数パターン作成（長辺を 4〜5 分割、短辺を 2〜4 分割、必要に応じて分割されたグリッドをさらに半分に分割する）し、抄録、一番見せたい結果の情報、結論をまず配置したラフスケッチを描きます。国内の縦型ポスターは高さが 180cm で幅が 90cm のものが多く、かつ上 20cm に演題名と著者名を掲示するように指定されているものが多いため、分割は 30cm または 40cm の幅で行うのがやりやすいです。また、分割された格子の縦横比は 3:2 または 4:3 程度が使いやすいです（なぜなら普段その規格に慣れ親しんでいるから）。

その次に、提示する情報をどのように配置するか考えます。長辺を 4 分割すると

「抄録」、「目的・方法」、「結果」、「考察、結論、文献」のような配置をしやすいです。構成したラフスケッチを見比べて自分の中でしっくりくるものを採用します。

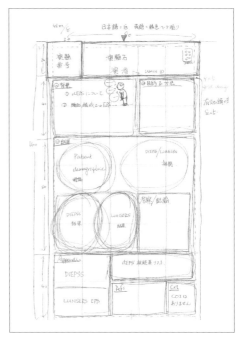

ポスター作成前のラフスケッチ
このスケッチは高さ 180cm 幅 90cm のポスターサイズに対して、20×20cm に近いサイズで全体を 9×5 のグリッドに分割するデザインを作り、内容を配置するプランを練っています。

chapter 01
chapter 02
chapter 03
chapter 04
chapter 05
chapter 06
chapter 07
chapter 08
chapter 09
10
chapter 11

No. 86 縦長ポスターの場合

　上下方向の最上段（約 20cm）をタイトルとします。学会によって演題番号のスペースを空ける必要があったりするので要項をよく見ておくこと。残りのスペースの上下方向を再度 3〜4 等分に分割し、水平方向を 2〜3 等分に分割したグリッドシステムを構成します。通常足元 30 センチ程度のスペースを空けてポスターが掲示されることが最近では多いですが、床から 70〜80 センチ程度（腰よりも低い高さ）はかがまないと見えないので重要な情報を配置せず、引用文献や謝辞などの情報をまとめて配置するようにします。

　前頁で提示したラフスケッチは、縦を 9 分割し、最上段を除いた 8 分割をだいたい 2 分割ずつ、4 等分し、1 段目、2 段目に最も重要な情報を集中させ、3 段目、4 段目に優先度の低い情報を配置し、少し段ごとの高さを調節しました。また、水平方向を 5 等分とし、分割線に従って図や文章を配置するようにし、右図のような完成版になりました。

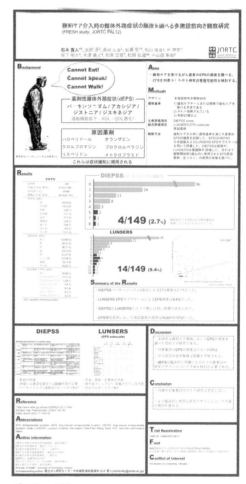

ポスターの例
先ほどのラフスケッチはこのようなポスターになりました。

chapter 10

No.

87

横長ポスターの場合

　横長ポスターは高さ約1m、幅2m程度の学会が多いようです。レイアウトは水平方向を3〜4分割にしましょう。垂直方向は5〜6等分にし、最上段（約20cm）をタイトルとします。縦長ポスターと異なり横方向にスペースを取れるので、演題名や演者はできるだけ1行以内に収まるようにフォントサイズや配置を調節すると美しくなります。横長ポスターは縦長ポスターと違い、聴衆に姿勢の変化を強いることなく情報を配置することができますので、抄録→背景→方法→結果→結論のような論文の流れのままに順番に情報を掲載してもよいでしょう。水平方向を3〜4分割した場合だと、一番左に目的、方法のサマリを記載し、中央に図表（特にキーとなる図）をでかでかと載せるのがよいと私は考えます。また、重要度の低い情報（多施設の共同演者の所属、臨床試験レジストリ情報、資金源、参考文献、略語など）はフォントサイズを小さくして端の方にスペースのウェイトを落とした状態で掲載するのがよいでしょう。

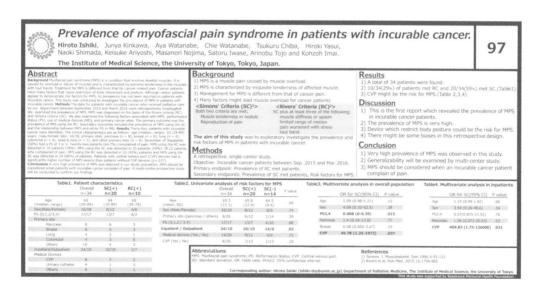

No.

88 Discussion/Conclusion は「考察」→「結論」より「結論」、「考察３点箇条書き」くらいに書いてしまった方がわかりやすい

これは特に海外の学会で発表するポスターに合わせた方法です。ただし日本の学会でも関心が低いオーディエンスの足を止めるためには見せるべきポイントとして結論は重要です。結論を一番目立つ位置に目立つフォントのサイズと色で提示し、その理由をまとめる、ということを頭に入れておいて、盛り込んだ情報を引き算していくような感覚でポスターの情報を推敲していきます。結果についても結果の図表を張り付けるだけではなく、その結果を３点くらいで考察の前後に提示できるとより親切です。

No.

89 「近接」、「類似」、「閉合」、「囲み」を罫線の代わりに用いる

次頁の図は No.86 のポスターを英語にしたものです。ポスターの中のレイアウトは線で区切っているものもありますが、それ以外にも様々な方法で情報を整理しています。このポスターは水平方向を３等分、垂直方向を６等分のグリッドを作って作成しました。そして最上段をタイトル、最下段を優先度の低い情報とし、中央の４段は２段ずつまとめた形にしています。

わかりやすいのは「閉合」のテクニックを用いている箇所でしょう。背景色を用いて項目の背景を塗りつぶしている箇所がいくつかあります。これらは遠目に見ても一つのまとまった情報を提示している箇所であることがわかります。また、Results (summary) /Discussion/Conclusion と DIEPSS/LUNSERS はそれぞれ同じ形式で表示して近くに並べています。これは「近接」と「類似」のテクニックを用いた情報の整理の方法です。このように、線で分割したり囲ったりせずに情報をまとめて整理することを意識するかしないかでも仕上がりはずいぶん違ってきます（No.47 参照）。

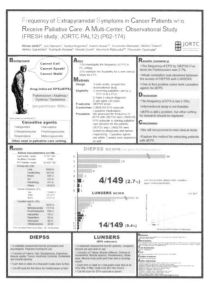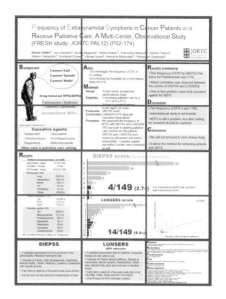

ポスターレイアウト
線の他にも様々なテクニックを用いて情報を整理しています。

---

chapter 10

No.

90

完成したら A3 にカラーで印刷し、壁に貼って 3 歩離れて眺めてみる

　ポスターのフォントサイズをどのくらいにすべきかは悩ましい問題です。できるだけ大きいフォントにしたいものの、一方でスペースは限られています。多くの場合、PowerPoint のスライドサイズを実際のポスターサイズより縮小して作成するので、フォントサイズでルールを決めるのは適切ではありません。私は完成版を A3（A4 ではなく A3）にカラーで印刷するようにしています。これを壁に貼り、3 歩離れて見て読めるかどうかを判断材料にしています。読みづらい場合はフォントサイズが小さすぎるので内容を見直してフォントサイズを大きくします。

No. 91 他人に完成品の出来栄えを評価してもらう

誤字脱字など細かなミスは自分だけでは気づけないことがしばしばあるため、必ず第三者にミスがないかどうかを必ずチェックしてもらいます。特に共同演者の氏名、学位、所属は絶対に間違うことが無いように何度も確認します。誤字脱字の他にも大きく印刷すると気になってしまう数ドット単位の配置のずれには特に気を付けてください。ここに総制作時間の約半分が費やされます。

No. 92 印刷の方法と制限、素材

10～20枚程度のプレゼンテーションスライドをそのまま印刷し、ポスター会場に貼付して発表する人がいますが、ポスター発表をする場合は可能な限り1枚のポスターを作成して発表すべきです。ポスターの印刷には専用のプリンターが必要で、所属施設で印刷をするのが難しい場合は業者に印刷を外注します。印刷の素材は紙または布が一般的で、紙は安価ですが、折りたたむことができないので折り目がついたり水濡れしたりしないよう運搬に注意が必要です。布は紙に比べるとコストがかかりますが折りたたむことができるためスーツケース等に入れて持ち運ぶことができます。ポスター発表が多い方はポスターの収納ケースを用意してポスターの破損を防ぐようにしましょう。

海外の学会でポスター発表をする場合は

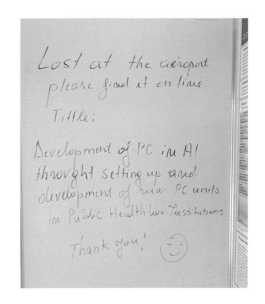

ポスターの破損と紛失には細心の注意が必要です。飛行機に搭乗する際にポスターとスーツケースを別々の荷物として預けるのは紛失のリスクが高まるため、できるだけ1つの荷物になるようにします。写真はある学会のポスター会場で見かけた発表です。どんなに準備をして、素晴らしい内容の発表だったとしても、このようなことになってしまっては台無しです。最近では事前にポスターのデータを学会へ送付し、印刷されたものを会場で受け取るサービスを備えた学会が多くなってきました。この方法が最も安価・安全で高品質であることが多いです。

No.

93　別刷りを A4 カラーコピーで 30 部程度用意する

　自分のポスターのパネルには、参加者が持ち帰ることができるようにポスターの別刷りを30枚ほど用意して置いておくようにしましょう。ポスターPDFを学会サイトからダウンロードしたり、気になったポスターをスマホで撮影したり、ポスターの情報は便利に配布共有できるようになっていますが、年配の方（＝偉い人）ほど紙ベースの資料を好む場合もありますので、どうせスマホで十分だから、と言わずに紙資料を用意するのをお勧めします。

その他

より上手くなるために普段
からプレゼンテーションを
意識した習慣を身に付けよう

No.
94 毎回同じカラーパレット、同じスライドマスターを使用する

カラーパレットやスライドマスターを作成するのは手間ですが、作るのは最初だけで以降同じカラーパレットやスライドマスターを使用し続けることにより、自分のスライドの統一感が得られます。発表やプレゼンテーションの機会が増えてくるとスライドを使いまわしすることがあります。あ

るいは他人からもらったスライドを引用することもあります。このときに明らかにスライドの見た目が変化すると切り貼りしたのが見えてしまい、オーディエンスの気持ちは盛り下がってしまいます。体裁の違いに目が行ってしまい、話に対する集中力を削ぐ結果になってしまいかねません。

No.
95 いろんな人のスライドを見て学ぼう

様々なプレゼンテーションを見聞きすると、自分のプレゼンテーションにもまねしたくなるようなデザインや方法に出会うことがあります。これは学会発表に限らず、自分と同じ分野のプレゼンテーションに限られるものでもありません。Youtube や

TED、slideshare.net などインターネット上には上手なプレゼンターのスライドや発表があふれています。暇な時間に「プレゼンテーション」など検索キーワードを入れて様々なプレゼンテーションを見てみることをお勧めします。

　美しいスライドを作るためのネタは他にもあります。街を歩いていると様々なポスターやチラシを見ることができます。これはプロのデザイナーが作成しているので、色の使い方やレイアウトなどスライドにそのまま活かすことができるコツがあふれています。色の使い方やレイアウトを分析したり、自分が使わないテクニックを見つけることができるとそれだけでもスライド作成のテクニックが増えていきます。

　CM、テレビ番組、映画にもヒントがあ

ふれています。CM は 15〜30 秒で伝えたいことを端的にまとめています。PowerPoint のアニメーションに精通してくると、CM やテレビ番組で使用している効果をどのように PowerPoint で再現するかシミュレーションできるようになってきます。映画は 120 分間オーディエンスを飽きさせずに画面に集中させる工夫にあふれています。よく見ていると映画の 1 カットは 30 秒からせいぜい 1 分程度に編集されていることが多く、1 つの画面に人間が長時間集中し続けるのは困難であることがわかります。本書のテーマとは逸れますが脚本の構成は長時間自分が講演する際にオーディエンスを飽きさせないためのヒントがあふれているので、そういう観点で映画を見るととても勉強になります。

chapter 11

No. 96　サイトをフォローして素材を集める

　美しいスライドを作成するためには画像やイラスト、フォントなど様々な材料があるに越したことはありません。インターネットで検索すると手軽に画像を手に入れることは可能ですが、著作権や品質の面で注意が必要です。著作権フリーで高品質なものが商用の素材サイトには多数あります。

本来これを使用したいところですが、決して安くはないため定期的な購入はためらわれるところです。商用サイトには商品をサンプルや特集で無料で配布することがあり、これを集めておくのはよい方法です。私は DESIGNCUTS（https://www.designcuts.com/）や Creative market（https://creativemarket.com/）をフォローしています。このサイトはデザイナー向けの様々な素材を販売しているサイトです。毎週いくつかのフォントや素材が無料で提供されるので、興味があるもの

が出てきたときにはダウンロードして自分の素材としてストックしています。この他にもストックアートサイトで同様のサービスを提供しているところもあります。

No. 97 「自分が話したいこと」ではなく「オーディエンスが聞きたいこと」を基準に内容を吟味する

　発表スライド／ポスターが完成したら自分がオーディエンスになったつもりで見直しをします。まず内容の前に

・タイトルの誤字・脱字がないか

・共同演者の氏名や所属に誤りはないか

を厳しく確認します。共同演者の氏名や所属の間違いはとても失礼なことなので絶対にないようにチェックし、なおかつ発表前に個々の共同演者にも確認してもらうよう徹底します。

　次にスライドを高速で流してタイトルや見出しの位置のずれを探し、必要に応じて修正します。ドット単位のずれはまあいいか、となりがちですがスライドのノイズを減らすためには地味できついですがとても重要な作業です。

　続いて言葉の推敲作業を行います。同じ意味でも字数を減らしたり、より平易な言い方がないか知恵を絞ります。我々のスラ

イドにはよく英語が混ざりますが、日本語で表現した方がわかりやすくなったり、字数を減らせることもしばしばあります。日本語表記は考えれば考えるだけ改善の可能性がありますので場合によってはスライド作成のかなりの時間をこの作業に費やすこともあります。

　これらの作業が済んでから内容の吟味に入ります。自分がオーディエンスだったらわかりやすいかどうか？ どんな質問を考えるか？ をシミュレーションします。学会発表は話の流れが定型化されていますが、講演やレクチャーのスライドの場合は、このプロセスの中で、全体の流れがオーディエンスにとってわかりやすい構成になっているかどうかを確認します。構成は「序論・本論・結論」や「起承転結」がよく用いられますね。私は「起承転結」に加えて「大中小の法則」に則っているかを確

認します。これは最初に全体を説明し、そこから次第に詳細な内容に説明を進めていく方法です。演者はついつい自分が知っていることは誰にとっても当たり前という錯覚を抱きがちです。しかし概要の説明を省いて最初から詳細な話をされるとオーディエンスは話題についていくことができず、最悪の場合、話を聞くのをやめてしまいます。

---

chapter 11

No. 98 | 予演を必ず行う

　発表前には必ず予演を行いましょう。予演は可能な限り多くの共同演者に参加してもらいチェックを受ける必要があります。自分だけのチェックでは必ず抜けや漏れが生じます。また、自分では決して思いつかない異なった視点からの意見や質問をもらえることもあります。十二分に事前の準備ができていれば本番であわてることはありません。指摘に対して修正する時間も見込まなければならないため、予演は発表の直前ではなく、遅くとも2週間前には行い、場合によっては2回、3回と行ってもよいものです。

---

chapter 11

No. 99 | 発表が済んだら「業績集」を作成する

　発表が終わったら業績集を作りましょう。若い方は業績と呼べるものが多くないかもしれませんが、
・出版物（英論文 / 和論文 / 著書）
・学会発表（筆頭）：日付、学会名、場所、発表タイトル
・講演：講演料を得たもの、招聘状が発行されたもの
・獲得した助成金
などを発表の都度リストにしておくと、今後履歴書や職務経歴書の提出を求められたときに便利です。特に就職活動やグラント

申請のときにこのような業績が要求され、多くの場合提出までの期限が少なく、かつ間違いが許されない書類になります。特に共著者、共同演者や発表の日にちは後から探すのがとても大変なので、発表の都度作成しておきましょう。

No. 100 Web 会議時代のスライドの作り方

2020 年以降、新型コロナウイルス感染症の世界的流行は私たちの発表のあり方も大きく変えました。学会は会場集合型から Web 開催へ、会議や勉強会も Web で行われることが多くなりました。Web で発表する場合でも、作成するスライドのデザインはこれまでに解説してきた内容から外れることはありません。ただし、Web での発表は従来の学会発表とは異なる準備が必要になります。2020 年の時点では、Web で学会発表を行う場合のプレゼンテーションの方法は大きく分けて Web 会議システム（Zoom、Teams、Webex など）を使用する方法、事前に音声や動画をスライドに保存したデータが学会期間中に再生される方法の 2 つに分けられます。

発表形式	口演	e-ポスター	ポスター	オンライン
媒体	プロジェクター	タブレット /PC	紙（約 100x200cm）	Web 会議システム
枚数	複数（10 枚前後）	複数（10 枚前後）	1 枚	複数（口演に準じる）
進行	一方通行	戻る可	戻る可	原則一方通行
補足説明	可能	不可能	可能（制限あり）	可能
聴講 / 閲覧時間	制限あり	制限なし	制限なし	制限あり
作成時に意識すること	情報のフロー（論理的整合性、ストーリー性）を考慮してスムーズにつなげる	口演よりも説明的に情報を提示する。フリックしながら流し読みができるように、画面の上方に見出しをつけて視線を T 字に誘導する	e-ポスターよりも人目を惹くよう目立つ色使いや画像の使い方を工夫するオーディエンスが欲しい情報の順に示してストレスの少ない視線誘導を行う	アニメーションを減らす発表者ツールの動作確認機材の動作確認対面式に加えチャット機能を利用した質疑応答の可能性

　Web会議システムを利用し、リアルタイムで行う口演が対面式と違うのは、オンラインで視聴している聴衆の見え方、聞こえ方とリアクションをこちら側から確認できないということにつきます。発表者側でスライドを提示し、きちんと話しているつもりでも、相手側での見え方、聞こえ方は違うかもしれません。また、ネット回線の品質や速度にも影響を受けます。したがって発表時にはできる限り静かで高品質なネット回線を用意できる個室や会議室を用意しましょう。もし可能なら、Webカメラ、スピーカー、マイクもPCやタブレットに搭載されているものではなく、発表用に高機能なものを用意することをお勧めします。発表の最中に人が入ってきたり、電話がかかってきたりすることはご法度です。意外とドアの開け閉めやエアコンの動作音もマイクが拾って聴衆にとって耳障りな雑音になることがあります。このようなことがないか可能であれば発表前に確認します。また、スライドショーを画面共有する場合に、こちらの見え方と相手側の見え方が異なったり、ディスプレイ環境によって発表者ツールを使用できないこともあります。学会発表のような場ではオンライン発表の前に動作確認や打ち合わせの時間を取ることが多いので、ぶっつけ本番で失敗し

ないように、動作確認を念入りに行ってください。また、ネットワークが不安定で画面共有がうまく行かない場合に備えてあらかじめ資料を共有しておき、オンラインプレゼンテーションがうまくできない場合でも発表できるよう準備をしておいた方がよい場合もあります。

　音声や動画の情報をスライドのデータとして保存し、学会運営側に送付する場合は、記録した音声や動画がきちんと再生されるか、雑音が入っていないかを事前に確認してください。また、送信するデータ量が多くなりますので、メールにファイルを添付して送信することが難しくなります。大きなファイルをやり取りするサービスやクラウドストレージのファイル共有サービスを利用してファイルを送信することになりますが、どのような方法が望ましいかは学会の運営側に確認する必要があります。

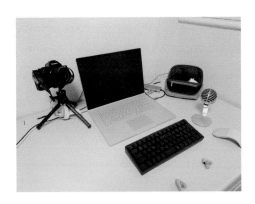

発表前チェックリスト

ここまで読んだあなたなら、美しいスライドを作れるようになっているはずです。
発表用のスライドを作ったら、チェックリストを利用して、オーディエンスになったつもりで
内容を見直しましょう。

・構図

□構図は統一されているか？

□各スライドの開始視点が統一されているか？

□左→右、上→下の方向に視線が誘導されるように内容が配置されているか？

□スライド間の基本デザインのズレがないか？

・色

□色の選択はカラーコーディネートの原則に則っているか？

□色覚異常に配慮した色使いになっているか？

・フォント

□スライド全体のフォントが統一されているか？

□離れてみたときに見づらいフォントではないか？

・スライドの内容

□１スライド１メッセージになっているか？

□２行以上になる文がないか？　ある場合は短くできないか？

□内容が重複しているスライドはないか？

・図表

□グラフの選択は適切か？　他のグラフ形式にしたらわかりやすくならないか？

□表の中の見せたいデータに目が行くように情報を配置したり強調したりできているか？

□表の中に不要なデータはないか？　必要なデータを削除していないか？

もっと勉強するための参考文献 ◎はとてもお勧め、○はお勧め

プレゼンテーション総論

1) ◎スティーブ・ジョブズ驚異のプレゼン‐人を惹きつける18の法則：カーマイン・ガロ（著），日経BP社.

2) ◎slide:ology〔スライドロジー〕―プレゼンテーション・ビジュアルの革新：ナンシー・デュアルテ（著），熊谷小百合（訳），ビー・エヌ・エヌ新社.

3) ◎Resonate: Present Visual Stories that Transform Audiences：Nancy Duarte, Wiley.

4) プレゼンテーションzen：ガー・レイノルズ（著）、熊谷小百合（訳），丸善出版.

5) プレゼンテーションzenデザイン：ガー・レイノルズ（著）、熊谷小百合（訳），丸善出版.

6) 裸のプレゼンター：ガー・レイノルズ（著）、熊谷小百合（訳），丸善出版.

7) 新エバンジェリスト養成講座：西脇資哲（著），翔泳社.

プレゼンテーションを学ぶには、名プレゼンターがどのようにプレゼンテーションを行うかを知るのが一番の近道です。昨今のプレゼンターではスティーブ・ジョブズ、バラク・オバマ、アル・ゴア、孫正義などが有名です。カーマイン・ガロやガー・レイノルズはスティーブ・ジョブズのプレゼンテーションをサポートしたスタッフで、ナンシー・デュアルテはアル・ゴアの「不都合な真実」のプレゼンテーションをサポートしています。オバマのスピーチや孫正義のプレゼンについて書かれた本も多数ありますので、上記を読んで興味を持ったら手に取ってみてください。

スライドをデザインするために

8) ○デザインする技術 よりよいデザインのための基礎知識：矢野りん（著），エムディエヌコーポレーション.

9) ○デザインの授業 目で見て学ぶデザインの構成術：佐藤好彦（著），エムディエヌコーポレーション.

10) ○デザインの教室 手を動かして学ぶデザイントレーニング：佐藤好彦（著），エムディエヌコーポレーション.

11) Design Rule Index 要点で学ぶ，デザインの法則150：ウィリアム・リドウェル（著），ビー・エヌ・エヌ新社.

12) 黄金分割 西洋の比例 ピラミッドからモダン・アートまで：柳亮（著），美術出版社.

13) Grid Systems in Graphic Design：Josef Muller-Brockmann, Niggli Verlag.

14) Typographic Systems 美しい文字レイアウト、8つのシステム：キンバリー・イーラム（著），千川ゆうこ（訳），ビー・エヌ・エヌ新社.

15) Balance in Design 美しくみせるデザインの原則：キンバリー・イーラム（著），伊達尚美（訳），ビー・エヌ・エヌ新社.

16) モデュロールⅠ：ル・コルビュジェ（著），吉阪隆正（訳），鹿島出版会.

スライドのデザインのためにはデザイナーがどのように考えるかの基礎知識があると役立ちます。デザイン初心者向けの本の中で 8〜10）は平易で広く基本を押さえていてお勧めです。基礎的な考え方を理解した後は様々な例を見て学ぶと技の引き出しが増えます。11）はそのような引き出しを 150 も紹介してくれます。12〜16）は名画や建築など様々なものを分割して解釈する方法が書かれた本で、スライドの分割デザインを考えるうえでとても勉強になります。

伝わる図表の作り方

17) ◎ウォールストリート・ジャーナル式図解表現のルール：ドナ・ウォン（著），村井瑞枝（訳），かんき出版.

18) ◎ Google 流資料作成術：コール・ヌッスバウマー・ナフリック（著），村井瑞枝（訳），日本実業出版社.

19) ○ EXCEL グラフ作成〔ビジテク〕データを可視化するノウハウ：早坂清志、きたみあきこ（著），翔泳社.

20) ビジュアル・ストーリーテリング インフォグラフィックが切り拓くビジネスコミュニケーションの未来：Jason Lankow, Josh Ritchie, Ross Crooks（著），浅野紀予（訳），ビー・エヌ・エヌ新社.

21) インフォグラフィックス 情報をデザインする視点と表現：木村博之（著），誠文堂新光社.

22) 伝わるインフォグラフィックス：リンクアップ（編），グラフィック社.

23) 情報を見える形にする技術〔情報可視化概論〕：リカルド・マッツァ（著），加藤諒（編），中本浩（訳），ボーンデジタル.

24) 最新海外市場ビジュアルデータブック：中島教雄、片岡万枝（著），ディスカヴァー・トゥエンティワン.

ここに挙げた数十冊の参考文献の中で 1 冊だけ買うなら間違いなく 17）です。1 日で読める分量で図表の作り方が劇的に変わります。もう 1 冊加えるなら 18）です。まずこの 2 冊

を読み込んでわかりやすく美しい図表を作るためのノウハウを身に付けましょう。20〜24）は様々なインフォグラフィックを通じてデータをビジュアル化する際の参考になります。

伝わる言葉の選び方

25）アイデアのちから：チップ・ハース、ダン・ハース（著），飯岡美紀（訳），日経BP.

26）ザ・コピーライティング 心の琴線にふれる言葉の法則：ジョン・ケーブルズ（著），神田昌典（監）齋藤慎子，依田卓巳（訳），ダイヤモンド社.

ある程度プレゼンテーションに慣れてきたら、オーディエンスに刺さる言葉の使い方が気になってきます。このようなテーマはマーケティング関係の本に多いです。同じことを言っても記憶に残りやすい表現はどんなか？というテーマで解説しているのが25）、26）は同じ商品を違う文言の広告で売った時にどちらがより多く売れたのか、ということを実際の通信販売の売り上げに基づいて説明し、受け手をより引き付ける言葉の使い方を解説します。非常に厚い本なので読むのに時間がかかりますが、きっと役に立つはずです。

話のしかた

27）◎ビジネスは30秒で話せ！（短く、魅力的に伝えるプレゼンの技術）：ケビン・キャロル，ボブ・エリオット（著），高松綾子（訳），すばる舎.

28）○英語で説明する全技術：齋藤浩史（著），秀和システム.

29）○荒木飛呂彦の漫画術：荒木飛呂彦（著），集英社.

30）○成功する人の話し方 7つの絶対法則：ビル・マクゴーワン、アリーサ・ボーマン（著），小川敏子（訳），日本経済新聞出版社.

31）映画を書くためにあなたがしなくてはならないこと シド・フィールドの脚本術：シド・フィールド（著），安藤紘平，加藤正人（訳），フィルムアート社.

これらの本はプレゼンテーションの前にコミュニケーションスキルとしても役立つでしょう。27，28，30）は医師としてベッドサイド、外来、ICなどのコミュニケーションの場面でも役に立つスキルが満載です。29，31）はオーディエンスを飽きさせないために漫画や映画ではどのように話を展開するかを知ることができ、興味本位で読んでも漫画や映画の見方が変わります。

色彩

32) 色彩デザイン学：三井直樹，三井秀樹（著），六耀社.

33) カラー・インデックス：ジム・クノウス（著），郷司陽子（訳），グラフィック社.

34) ◎ Adobe Color CC
https://color.adobe.com/ja/create/color-wheel/

35) カラーユニバーサルデザイン推奨配色セットガイドブック 第2版：カラーユニバーサルデザイン推奨配色セット制作委員会（https://jfly.uni-koeln.de/colorsel/）.

色彩は基本を学んだ後はプロの作例をいろいろ見聞きすると勉強になります。33）は類書が多数あり、私はこれを使っています。プロが作ったカラーコーディネートの例がたくさん載っていますので、自分でカラーパレットを作成するのが面倒な場合はこのような資料を真似すると楽ができます。34）は自分でカラーパレットを作って遊べるばかりではなく、他人が作ったサンプルがたくさん紹介されていて、ランキングもありますので、最近の流行やテーマに沿った色の作例を見るのも楽しいものです。

フォント

36) 欧文書体 その背景と使い方：小林 章（著），美術出版社.

37) ◎ DESIGNCUTS
https://www.designcuts.com/

38) ◎ Creative Market
https://creativemarket.com/

私たちのプレゼンテーションは標準フォントの知識があればそこまで深くフォントを知る必要はありません。しかしスクリプト書体を上手に使えるとスライドに華やかさが増します。PowerPointにフォントを埋め込む知識さえあれば学会発表でもフォントの整合性に頭を悩ませることは少なくなり、「それどうやって作ったの！？」と言わせる印象的なスライドを見せることができるようになります。37,38）は様々な素材を扱うサイトです。いずれも週1回フォントや画像などフリー素材がダウンロードできるので、私は毎週チェックして素材を集めています。このようなサイトは探せば他にもあり、サイトごとに特徴があるので自分に合う素材を扱うサイトを探してみてはいかがでしょうか。

PowerPoint、Office の使い方

39) ○最速で最高に魅せる PowerPoint プロフェッショナルテクニック：望月正吾（著），技術評論社.

40) 仕事が速い人ほどマウスを使わない！超速パソコン仕事術：岡田充弘（著），かんき出版.

41) 仕事が速い人は「見えないところ」で何をしているのか？：木部智之（著），KADOKAWA.

PowerPoint の解説書の多くが辞書的で大きく厚い割に実用的ではありません。39) は普段スライドを作っていてひっかかりやすい操作を重点的に説明していてよい本です。OS や Office のショートカットは人によって使える、使えないにかなり差がありそうです。医師では電子カルテ操作も含めて仕事の効率が大きく変わりますので、ショートカット使えないな、と感じている人は 40，41) の類書を手に取ってみることをお勧めします。どの本も大体同じような内容に収束するので、1，2 冊目を通せば十分でしょう。

あとがき

　本書では私がスライドを作るときに気を付けていることを 100 個のテクニックにまとめて解説しました。実際のスライド作成時は無意識に行っているものも合わせると、本当は 100 個ではなく 200、300 という数のテクニックを駆使してスライドを作っているのだと思います。言語化できたものだけで 100 個、ということで今後の発展にご期待ください。そして 1 つずつで構わないので、自分が使っていないテクニックがあったら真似をしてスライドを作ってみてください。自分のスライドが美しくなれば自己満足度が高まります。そしてプレゼンテーションに自信が生まれます。するとプレゼンテーションを聞いた人のアクションが変わります。こうやって自分の周りの様々なアクションがよい方向に回っていく力になります。このような変化のお役に立てることは私にとって本望ですので、スライドやポスターの見栄えについて相談したい方は遠慮なくお声がけください。

　今回はプレゼンテーションのもう 1 つの柱である「ストーリー」について触れませんでした。ストーリーの伝え方もまた奥が深いのでまた機会があればご紹介したいです。それでは、ここまでお読みいただきありがとうございました！

石木寛人

石木 寬人（いしき　ひろと）

国立がん研究センター中央病院 緩和医療科 医長
東京大学医学部医学科卒業。東京大学医学部附属病院、静岡県立静岡が
んセンター、国立がん研究センター東病院、東京大学医科学研究所附属
病院を経て現職。

国内外での学会発表、教育講演、シンポジウムなど口演、ポスターなど
毎年多数の発表を行っています。また、国立がん研究センター中央病院
のレジデントを対象とした勉強会で 2019 年度ベストレクチャー賞を受
賞した「スライド作成の基本」の講義を担当し、院内の医療者の学会発
表の内容指導やスライドデザインのサポートに力を入れています。
本書の内容についてのご質問、スライドを見てほしいなどありましたら
ishiki-tky@umin.ac.jp へご連絡ください。

学会発表，プレゼンに自信がもてる
スライド作成テクニック 100

2021 年 5 月 1 日　1 版 1 刷　　　　　　　　©2021
2021 年 8 月 20 日　　　　2 刷

著　者
石木寛人

発行者
株式会社 南山堂　代表者 鈴木幹太
〒113-0034　東京都文京区湯島 4-1-11
TEL 代表 03-5689-7850　　www.nanzando.com

ISBN 978-4-525-03041-4